D

1 EINLEITUNG

Hallo, liebe Lesende!

Mein Name ist Sabrina, und ich bin eine leidenschaftliche Fitnesstrainerin, spezialisiert auf Pilates – genauer gesagt, Wandpilates. Bevor wir in die faszinierende Welt des Wandpilates eintauchen, möchte ich dir erklären, warum dieses Buch genau das Richtige für dich ist.

Was du in den Händen hältst, ist nicht nur ein Buch – es ist dein persönlicher Leitfaden zu einem fitteren, gesünderen und glücklicheren Ich. Falls du schon länger mit dem Gedanken spielst, aktiver zu werden, aber nicht sicher bist, wie du dies in deinen hektischen Alltag einbauen kannst, dann bist du hier genau richtig. Und solltest du bereits sportlich aktiv sein, aber nach einer neuen, innovativen Methode suchen, um dein Training zu intensivieren, heiße ich dich herzlich willkommen im Club!

Das Leben kann herausfordernd sein. Zwischen Job, Familie und den täglichen Pflichten bleibt oft wenig Zeit für persönliche Bedürfnisse. Kleine Beschwerden wie ein verspannter Nacken oder ein schmerzender Rücken sind keine Seltenheit. Du bist damit nicht allein. Genau aus diesem Grund habe ich dieses Buch geschrieben.

Was ist Wandpilates?

Wandpilates, auch bekannt als Wall Pilates, ist eine spezielle Form des Pilates, die – wie der Name schon sagt – an einer Wand ausgeführt wird. Die Wand fungiert dabei als eine Art Trainingspartner, bietet Halt und Widerstand und ermöglicht dir so, eine Vielzahl von Übungen durchzuführen, die auf der Matte allein nicht möglich wären.

Von einfachen Dehnübungen bis hin zu anspruchsvollen Übungen für Kraft und Balance: Wandpilates bietet dir neue Möglichkeiten, deinen Körper zu entdecken und zu stärken.

2 (WAND)PILATES GRUNDLAGEN

Die wunderbaren Vorteile von Wandpilates

Jetzt, da du weißt, wer ich bin und was Wandpilates ausmacht, lass uns über das Wesentliche sprechen: die Vorteile. Und da gibt es einige, die dein Leben auf vielfältige Weise bereichern können.

Verbesserung der Körperhaltung

Beginnen wir mit dem Offensichtlichen: der Körperhaltung. Wandpilates ist besonders wertvoll, wenn du viel Zeit sitzend verbringst – sei es am Schreibtisch oder im Auto. Die Wand unterstützt dich dabei, deine Haltung aktiv zu korrigieren und ein neues Bewusstsein für deine Körperhaltung zu entwickeln. Es mag einfach klingen, aber die positive Veränderung, aufrecht durchs Leben zu gehen, wird dich begeistern!

Stärkung der Muskulatur

Als effektives Mittel zur Muskelkräftigung ist Wandpilates unübertroffen. Ob es um die Beine, den Rumpf oder die Arme geht – der Widerstand der Wand intensiviert jede Übung. Das Beste daran? Du benötigst kein teures Fitnessstudio oder komplizierte Geräte. Dein "Gerät" ist überall verfügbar, in jedem Raum deines Zuhauses!

Entspannung und Stressabbau

Wandpilates fordert nicht nur den Körper, sondern ist auch ideal zur geistigen Entspannung. Durch bewusste Atmung und Konzentration auf die Übungen erreichst du einen meditativen Zustand, der Stress reduziert und dir eine Auszeit vom Alltag bietet.

Gewichtsverlust

Richtig gelesen! Wandpilates kann auch beim Abnehmen eine große Hilfe sein. Die Übungen fördern die Fettverbrennung und aktivieren deinen Stoffwechsel. Die Vielfalt der Workouts hält dich motiviert, sodass Abnehmen weniger als Bürde und mehr als Freude empfunden wird.

Wandpilates bietet eine Fülle von Vorteilen, die dich sowohl körperlich als auch mental stärken. Es ist mehr als nur eine Fitnessmethode; es ist ein Lebensstil, der dich besser, gesünder und einfach großartig fühlen lässt!

Die Bedeutung von Körperhaltung und Körpermitte für die Gesundheit und das Wohlbefinden

Die Bedeutung von Körperhaltung und Körpermitte für Gesundheit und Wohlbefinden

Du fragst dich vielleicht: "Warum ist eine gute Körperhaltung eigentlich so wichtig?" Eine berechtigte Frage! Die Antwort darauf betrifft dich mehr, als du vielleicht annimmst.

Warum Körperhaltung wichtig ist

Eine schlechte Körperhaltung kann weit mehr als nur ästhetische Probleme verursachen. Sie führt oft zu Verspannungen, Rücken- und Nackenschmerzen. Wer schon einmal mit schlechter Haltung vor dem Computer saß, kennt das Gefühl am Ende des Tages – als hätte man eine schwere Last auf den Schultern. Doch das muss nicht so sein. Eine korrekte Körperhaltung ermöglicht es deinem Körper, effizienter zu arbeiten und beugt Verspannungen sowie Verletzungen vor. Das wirkt sich nicht nur auf dein körperliches Empfinden aus, sondern auch auf deine mentale Verfassung. Aufrecht zu stehen und zu gehen, lässt dich einfach besser fühlen.

Die Körpermitte als Kraftzentrum

Im Pilates sprechen wir oft über die "Körpermitte" oder das "Powerhouse". Das ist mehr als nur ein anderes Wort für den Bauchbereich. Die Körpermitte bezieht sich auf alle Muskeln deines Rumpfes, die für Stabilität und Balance sorgen. Wenn du diese Muskeln stärkst, gewinnst du nicht nur einen flachen Bauch oder einen starken Rücken, sondern eine feste Basis für alle Bewegungen. Ob beim Heben eines Einkaufskorbes oder beim Ausführen einer anspruchsvollen Yoga-Pose – ein starkes Powerhouse erleichtert und sichert jede Aktivität.

Ein starkes Powerhouse und eine gute Körperhaltung ergänzen sich gegenseitig. Indem du lernst, deine Körpermitte in allen Übungen zu aktivieren, verbesserst du automatisch deine Haltung. Das wird sich positiv auf alle Lebensbereiche auswirken: Von der Art, wie du dich bewegst und fühlst, bis hin zu deinem Selbstbewusstsein.

Nun, da wir die Wichtigkeit von Körperhaltung und Körpermitte verstanden haben, können wir uns darauf konzentrieren, diese mit Wandpilates zu stärken. Du wirst überrascht sein, wie sehr dies deine Lebensqualität verbessern kann!

Was dich in diesem Buch erwartet und wie du das Beste daraus machst

In den kommenden Kapiteln tauchen wir tief in die Welt des Wandpilates ein. Wir beginnen mit den Grundlagen und der notwendigen Ausrüstung, bevor wir zu den Übungen übergehen. Und da gibt es viel zu entdecken!

Übersicht der Übungskategorien:

- Aufwärmen: Ein essentieller Schritt, um deinen Körper auf die bevorstehenden Herausforderungen vorzubereiten. Das Aufwärmen steigert deine Herzfrequenz, fördert die Durchblutung in den Muskeln und bereitet die Gelenke auf Bewegung vor. Die Aufwärmübungen sind so konzipiert, dass sie leicht und fließend sind, um deinen Körper sanft zu aktivieren und Verletzungen vorzubeugen.
- Kraftaufbau: Dieser Abschnitt zielt darauf ab, deine Muskeln zu stärken – ideal für alle, die mehr Energie im Alltag benötigen oder sich auf spezielle Aktivitäten vorbereiten möchten.
- Dehnung: Fühlst du dich oft verspannt oder unbeweglich? Hier findest du gezielte Übungen, um deine Flexibilität zu verbessern und deinem Körper die Entspannung zu bieten, die er verdient.
- Stabilität: Balance ist das Schlüsselwort. Die Übungen in diesem Teil fördern deine Stabilität und helfen dir, in allen Lebenslagen fest im Sattel zu sitzen.
- Ganzkörpertraining: Der Höhepunkt – Übungen, die deinen gesamten Körper fordern und fördern.

Als krönenden Abschluss des Übungsprogramms präsentiere ich dir einen Trainingsplan für Anfänger, der Übungen aus allen Kategorien kombiniert. Dieser Plan ist deine Wegweiser zu mehr Fitness und Wohlbefinden.

Nach einiger Zeit wirst du wahrscheinlich spürbare Verbesserungen in deiner Fitness, deinem Wohlbefinden und deiner Körperwahrnehmung feststellen. Leichtere Übungen und die Fähigkeit, mehr Wiederholungen ohne Ermüdung zu absolvieren, sind klare Anzeichen dafür, dass du bereit bist, den nächsten Schritt in deiner Fitnessreise zu gehen.

Dein individueller Trainingsplan: Der nächste Schritt

Sobald du dich im Anfänger-Plan wohl fühlst und Fortschritte verzeichnest, ist es an der Zeit, deinen eigenen, individuellen Trainingsplan zu erstellen. Hier kannst du mittelschwere bis schwere Übungen aus den verschiedenen Kategorien kombinieren. Mehr dazu in einem späteren Kapitel.

Dein maßgeschneiderter Pfad zum Wohlgefühl: Warum dieses Buch mehr als nur Übungen bietet

Das alltägliche Leben kann herausfordernd sein, und oft scheint es, als ob wir keine Zeit finden, uns um unser Wohlgefühl zu kümmern. Hier setzt dieses Buch an. Wandpilates ist so vielseitig, dass es perfekt auf deine individuellen Bedürfnisse und Ziele zugeschnitten werden kann. Ob es darum geht, deinen Körper zu stärken, dich flexibler zu fühlen oder einfach etwas für dein inneres Gleichgewicht zu tun – es gibt für jedes Ziel passende Übungen.

In diesem Buch findest du eine klar strukturierte Sammlung von Übungen, die nach verschiedenen Zielsetzungen organisiert sind. So kannst du gezielt Übungen auswählen, die zu deinen aktuellen Bedürfnissen passen und es dir erleichtern, deine persönlichen Fitnessziele zu erreichen.

Falls du noch unsicher bist, welche Ziele für dich die richtigen sind, keine Sorge – wir werden gemeinsam herausfinden, was für dich am besten funktioniert. Es ist nicht nötig, von Anfang an alles perfekt zu machen. Sei offen, probiere verschiedene Übungen aus und finde heraus, was dir am meisten zusagt. Auf diese Weise wird Wandpilates zu einem festen Bestandteil deines Lebens, der dich fitter, gesünder und glücklicher macht.

Wir haben viel vor uns, aber ich verspreche dir: Der Weg lohnt sich!

Mach Wandpilates zu deinem neuen Alltagsritual: Dein Schlüssel zu einem gesünderen, glücklicheren Leben

Wir alle kennen das: Zwischen Familie, Beruf und sozialen Verpflichtungen scheint kaum Zeit für uns selbst zu bleiben. Du fragst dich vielleicht, wie du Wandpilates in deinen bereits vollen Terminkalender einbauen kannst. Die Antwort liegt in den Prioritäten. Wenn du dich selbst zur Priorität machst – und das solltest du –, findest du auch die Zeit für Wandpilates. Es muss nicht immer eine Stunde sein. Selbst 10 bis 15 Minuten täglich können schon bald spürbare positive Veränderungen bewirken.

Wandpilates ist nicht nur ein physisches, sondern auch ein mentales Training. Es schärft dein Bewusstsein für den eigenen Körper, lehrt dich, seine Signale zu verstehen und angemessen darauf zu reagieren.

Du wirst eine verbesserte Körperhaltung bemerken, selbst beim Sitzen am Computer. Dein Rücken wird es dir danken. Du wirst feststellen, wie deine Muskeln stärker und deine allgemeine Körperstabilität besser werden. Und du wirst die Entspannung und das gesteigerte Wohlbefinden genießen, die jede Session mit sich bringt – eine kleine Oase der Ruhe in deinem hektischen Alltag.

Das Beste daran: Diese Veränderungen wirst du nicht nur körperlich spüren, sondern auch in deinem Selbstbewusstsein und deiner Ausstrahlung. Die Menschen um dich herum werden deine neue Energie wahrnehmen und positiv darauf reagieren. Du wirst selbstbewusster auftreten, und das wird sich positiv auf alle Bereiche deines Lebens auswirken.

Gönn dir diesen kleinen Luxus der Selbstfürsorge. Du verdienst es, dich gut zu fühlen und das Beste aus dir herauszuholen. Lass uns Wandpilates zu einem festen, unverhandelbaren Termin in unserem Kalender machen. Dein Körper und deine Seele werden es dir danken!

Grundlagen von Wandpilates: Entdecke die sechs Schlüsselprinzipien

Bevor wir in die Welt der Wandpilates-Übungen eintauchen, ist es wichtig, die grundlegenden Prinzipien zu verstehen. Pilates basiert auf sechs essenziellen Prinzipien, die deine Übungen nicht nur effektiver, sondern auch sicherer machen. Diese gelten natürlich auch für Wandpilates. Lass uns diese Schritt für Schritt durchgehen, um ihre Bedeutung für deinen Trainingserfolg zu verstehen.

1. Atmung: Der Atem als kraftvolles Werkzeug

Ein zentrales Element bei Wandpilates ist die Atmung. Die richtige Atemtechnik hilft dir, das Maximum aus jeder Übung herauszuholen. Gezieltes Ein- und Ausatmen versorgt deinen Körper mit der nötigen Energie, um die Übungen effektiv durchzuführen. Ein vertiefter Atemzyklus erhöht nicht nur die Sauerstoffaufnahme, sondern verbessert auch deine Konzentration. Denke also stets daran: Atmen im Rhythmus der Bewegung.

2. Zentrierung: Deine Körpermitte im Fokus

Das "Powerhouse", also die Körpermitte, steht im Mittelpunkt des Wandpilates. Dieser Bereich reicht vom Beckenboden bis zur unteren Rippe. Indem du deine Energie hier zentrierst, verbesserst du Stabilität und Kraft deines gesamten Körpers – ein fundamentales Element effektiven Pilates.

3. Kontrolle: Bewegung im Griff

Kontrolle ist bei jeder Übung unerlässlich. Unkontrollierte Bewegungen sind hier fehl am Platz. Kontrolle verhindert Verletzungen und stellt sicher, dass du gezielt die Muskeln trainierst, die du stärken möchtest. Bewusste und kontrollierte Bewegungsabläufe sind für den Trainingserfolg entscheidend.

4. Konzentration: Der Schlüssel zum Erfolg

Konzentration ist essenziell beim Wandpilates. Ohne volle Aufmerksamkeit riskierst du, die Übungen falsch oder weniger effektiv auszuführen. Fokussiere dich auf jede Bewegung und die aktivierten Muskeln.

5. Präzision: Genauigkeit ist entscheidend

Präzision in deinen Bewegungen ist zentral für die Wirksamkeit deines Trainings. Dies umfasst die korrekte Körperausrichtung, die Koordination der Bewegungen und die gezielte Muskelauslösung.

6. Flow: Harmonie und Eleganz in Bewegung

Pilates, inklusive Wandpilates, sollte fließend und harmonisch sein. Ziel ist es, einen kontinuierlichen Bewegungsfluss zu schaffen, der nicht nur ästhetisch ansprechend ist, sondern auch deine Muskeln effektiv trainiert.

Die Kombination dieser sechs Prinzipien ermöglicht ein ganzheitliches Training, das über reine Muskelarbeit hinausgeht. Wenn du diese Prinzipien in dein Training integrierst, wirst du sowohl körperlich als auch mental Fortschritte erzielen. Es macht einen signifikanten Unterschied!

Der Zauber der Individualisierung: Maß-geschneidertes Training für deine Bedürfnisse

Nachdem wir die sechs Grundprinzipien von Wandpilates besprochen haben, kommen wir nun zu einem besonders wichtigen Thema: der Individualisierung deines Trainings. Wandpilates bietet den enormen Vorteil, dass du die Übungen speziell auf deine persönlichen Bedürfnisse und Ziele abstimmen kannst. Ganz gleich, ob du deine Körperhaltung verbessern, Stress abbauen oder einfach ein paar Kilos verlieren möchtest – es gibt für jedes Ziel passende Übungen.

Gesundheitsboost und Entspannung

Wir alle benötigen manchmal eine Pause vom Stress. Wandpilates bietet mehr als nur körperliches Training; es ist auch eine geistige Übung. Es verschafft dir eine wohlverdiente Auszeit vom Alltag und hilft dir, wieder zu dir selbst zu finden.

Ziele setzen, Erfolge feiern

Ein weiterer großer Pluspunkt von Wandpilates ist die Möglichkeit, eigene Ziele zu setzen und deinen Fortschritt zu beobachten. Willst du deine Flexibilität steigern? Oder deine Bauchmuskeln kräftigen? Wähle und kombiniere die Übungen so, dass sie deine spezifischen Ziele unterstützen.

Die Freiheit der Wahl

Das Schöne an Wandpilates ist, dass du die Freiheit hast, dein Training nach deinen Wünschen zu gestalten. In den folgenden Kapiteln werden wir eine Reihe von Übungen vorstellen, die nach verschiedenen Zielen gegliedert sind. Du kannst deinen eigenen Trainingsmix kreieren oder den für dich vorbereiteten Anfänger-Trainingsplan verwenden.

3 ALLES, WAS DU BRAUCHST: DEIN ULTIMATIVER GUIDE ZUM WANDPILATES-EQUIPMENT

Bevor wir in die Praxis der Wandpilates-Übungen einsteigen, ist es wichtig, das richtige Equipment bereitzuhalten. Keine Sorge, du benötigst keinen privaten Fitnessraum oder teure Geräte. Die Schönheit von Wandpilates liegt in seiner Einfachheit und Anpassungsfähigkeit.

Das Basic: Deine Wand

Das Wesentlichste hast du bereits: eine Wand. Sie sollte stabil und frei von Hindernissen sein. Sie dient als deine Trainingsfläche, dein Unterstützer und manchmal auch dein Herausforderer, wenn die Übungen anspruchsvoller werden.

Matten und Polster

Für manche Übungen ist eine weiche Unterlage sinnvoll. Eine Pilates- oder Yogamatte bietet Komfort und schützt deinen Rücken, deine Knie und deine Handgelenke.

Widerstandsbänder

Widerstandsbänder sind vielseitig und ideal für Wandpilates geeignet. Sie aktivieren und stärken gezielt Muskeln oder Muskelgruppen. Es gibt sie in verschiedenen Stärken, sodass du den Widerstand an dein Fitnesslevel anpassen kannst. Sie sind leicht und platzsparend – perfekt für das Training zu Hause oder unterwegs.

Anwendungstipps für Widerstandsbänder:

Befestige ein Band an einem Wandhaken für Zug- und Dehnübungen.

Halte das Band mit beiden Händen, um Arme oder Beine gegen den Widerstand zu bewegen.

Führe die Bewegungen langsam und kontrolliert aus, um den vollen Nutzen des Widerstands zu erfahren.

Gewichte

Hanteln oder Gewichtsmanschetten intensivieren das Training. Sie eignen sich für Übungen, bei denen die Schwerkraft eine Rolle spielt, wie beim Heben der Arme oder Beine.

Anwendungstipps für Gewichte:

Halte kleine Hanteln in den Händen, um den Oberkörper bei stehenden oder sitzenden Übungen zu fordern.

Gewichtsmanschetten um Handgelenke oder Knöchel legen, um Bein- oder Armübungen zu intensivieren.

Bevor du Gewichte oder Widerstandsbänder einsetzt, solltest du eine solide Grundkondition und ein gutes Verständnis für die Grundlagen des Wandpilates haben, um Verletzungen zu vermeiden.

Gute Schuhe, barfuß oder Socken

Die Wahl der Fußbekleidung hängt von deinem Komfort und den Übungen ab. Manche bevorzugen barfuß zu trainieren, andere greifen zu Sportschuhen für besseren Halt. Rutschfeste Socken, besonders solche mit Anti-Rutsch-Noppen, bieten eine gute Alternative, wenn du auf einer kalten Oberfläche trainierst.

Auswahl und Verwendung des Equipments

Du musst nicht viel Geld für dein Wandpilates-Equipment ausgeben. Viele Dinge hast du vielleicht schon oder kannst sie leicht besorgen. Achte auf Qualität und positive Bewertungen bei Matten oder Widerstandsbändern. Für Gewichte empfehle ich, mit niedrigen Gewichtsklassen zu beginnen und bei Bedarf zu steigern.

Pflegetipps:

Regelmäßige Reinigung der Matten und Überprüfung der Widerstandsbänder auf Abnutzung verlängert die Lebensdauer deines Equipments.

4 DEIN UMFASSENDER ÜBUNGSGUIDE: DIE BESTEN WANDPILATES-ÜBUNGEN SCHRITT FÜR SCHRITT

In diesem umfangreichen Übungsguide findest du Schritt für Schritt die besten Wandpilates-Übungen. Jede Übung ist nach Schwierigkeitsgrad gekennzeichnet, damit sowohl Anfängerinnen als auch fortgeschrittene Pilates-Liebhaberinnen passende Herausforderungen finden können.

Bevor du beginnst, bedenke: Manche Übungen mögen anfangs, besonders wenn du neu im Bereich Wandpilates bist oder länger keinen Sport getrieben hast, als herausfordernd erscheinen. Aber keine Sorge – denke daran, dass auch Rom nicht an einem Tag erbaut wurde. Genauso wenig wirst du über Nacht zur Wandpilates-Expertin. Es ist völlig normal und sogar notwendig, sich erst einmal an die neuen Bewegungsabläufe und Herausforderungen zu gewöhnen.

Ich möchte dich ermutigen, dein Bestes zu geben, jedoch immer in deinem eigenen Tempo. Wandpilates ist kein Sprint, sondern eine bereichernde Reise, die dir ermöglicht, deinen Körper besser zu verstehen und zu stärken. Der Schlüssel zum Erfolg liegt in Geduld, Ausdauer und einem Hauch von Disziplin.

Deine Auswahlmöglichkeiten

Nach dieser Einführung wirst du auf eine Vielzahl von Übungen stoßen, die in verschiedene Kategorien unterteilt sind. Diese reichen von einfachen Aufwärmübungen bis hin zu anspruchsvollen Herausforderungen. Du hast die Möglichkeit, dich durch alle Kategorien zu arbeiten und dir Übungen auszusuchen, die deinen Bedürfnissen und Zielen entsprechen.

Am Ende des Kapitels findest du außerdem einen speziell entwickelten Trainingsplan für Anfänger. Dieser Plan ist ideal für dich, wenn du nach einer strukturierten Herangehensweise suchst. Du kannst entweder zuerst die einzelnen Übungen erkunden und dann zum Trainingsplan übergehen, oder direkt mit dem Plan starten, um einen festen Rahmen für deine Wandpilates-Reise zu haben. Die Wahl liegt ganz bei dir!

4.1

Erste Schritte an der Wand:

DEIN OPTIMALES WANDPILATES WARM-UP

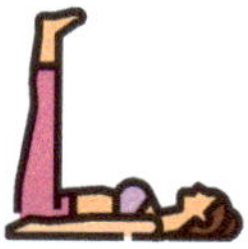

Der perfekte Start: Das unverzichtbare Aufwärmen

Lass uns mit einer grundlegenden, aber entscheidenden Komponente beginnen: dem Aufwärmen. Häufig als nebensächlich angesehen, ist das Aufwärmen tatsächlich fundamental. Es bereitet nicht nur Muskeln und Herz-Kreislauf-System auf die bevorstehenden Übungen vor, sondern ist auch essenziell, um Verletzungen vorzubeugen und deine Gesamtleistung zu verbessern. Betrachte es wie das Aufwärmen des Motors vor einer langen Autofahrt. Erst mit einem gut aufgewärmten Körper können die Wandpilates-Übungen richtig wirken.

Für dich habe ich ein unkompliziertes, doch effizientes Aufwärmprogramm entwickelt, das idealerweise vor jeder Wandpilates-Session durchgeführt wird. Wir werden einige grundlegende Übungen erkunden, die deinen Körper beleben und dich perfekt auf die bevorstehenden Herausforderungen am Pilates-Wand bereiten. Mach also etwas Platz, nimm ein paar tiefe Atemzüge und beginne mit einer motivierten Einstellung. Dein Körper wird dir für diesen vitalisierenden Start in das Training danken!

01 ATMUNGSAKTIVIERUNG

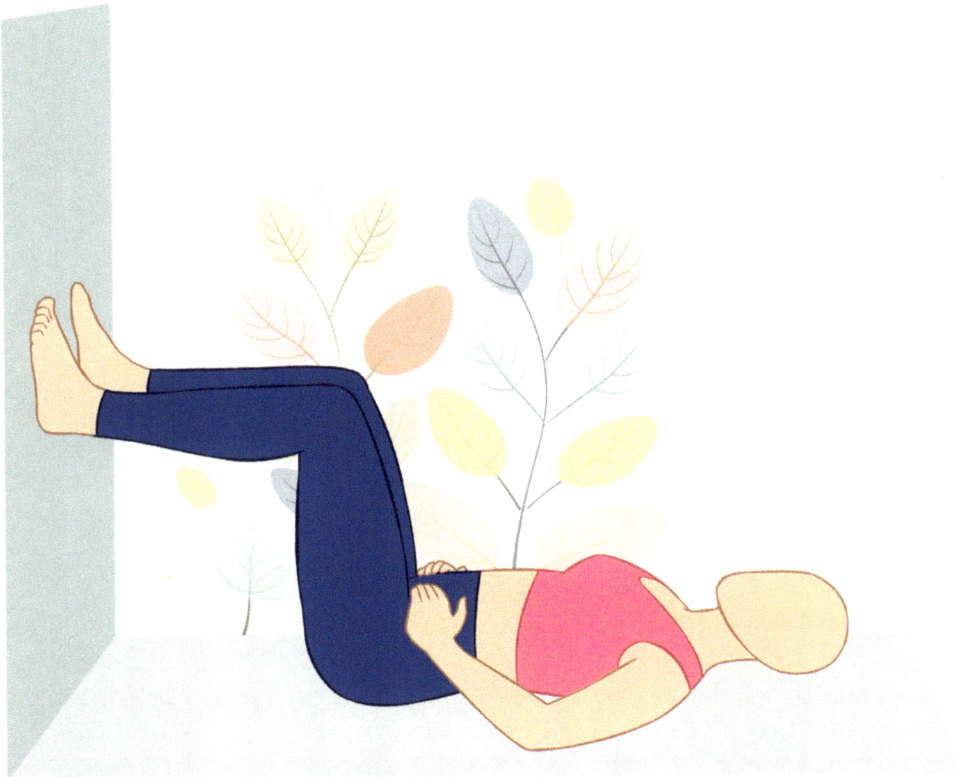

ATMUNGSAKTIVIERUNG

Atmung ist das A und O jeder Pilates-Übung. Diese einfache, aber effektive Aufwärmübung bildet das Fundament für unser gesamtes Wandpilates-Training. Der Fokus liegt auf der Verbindung von Atem und Bewegung, was dich optimal auf die folgenden Übungen vorbereitet und deinen Körper zentriert. Diese Übung fördert nicht nur die Durchblutung, sondern hilft auch dabei, Spannungen zu lösen.

SCHRITT-FÜR-SCHRITT-ANLEITUNG:

1. Positionierung: Beginne, indem du dich flach auf den Boden legst. Positioniere deine Beine im rechten Winkel zur Wand, wobei die Füße hüftbreit auseinanderliegen.
2. Lege deine Hände sanft auf deinen Bauch.
3. Atme tief durch die Nase ein. Beim Einatmen solltest du spüren, wie sich dein Bauch unter deinen Händen hebt.
4. Atme langsam und kontrolliert durch den Mund wieder aus. Fühle dabei, wie sich dein Bauch wieder senkt.
5. Wiederhole diesen Vorgang für insgesamt 5 Atemzüge.

TIPP: Achte darauf, dass deine Knie in einem korrekten Winkel positioniert sind, um den größten Nutzen aus dieser Übung zu ziehen. Eine präzise Atmung ist entscheidend, um deine Tiefenmuskulatur zu aktivieren und volle Kontrolle über jede Bewegung zu erlangen. Halte deine Konzentration bei jedem Atemzug aufrecht und genieße diese friedvolle Vorbereitung auf das bevorstehende Training.

02 BECKENWIPPE

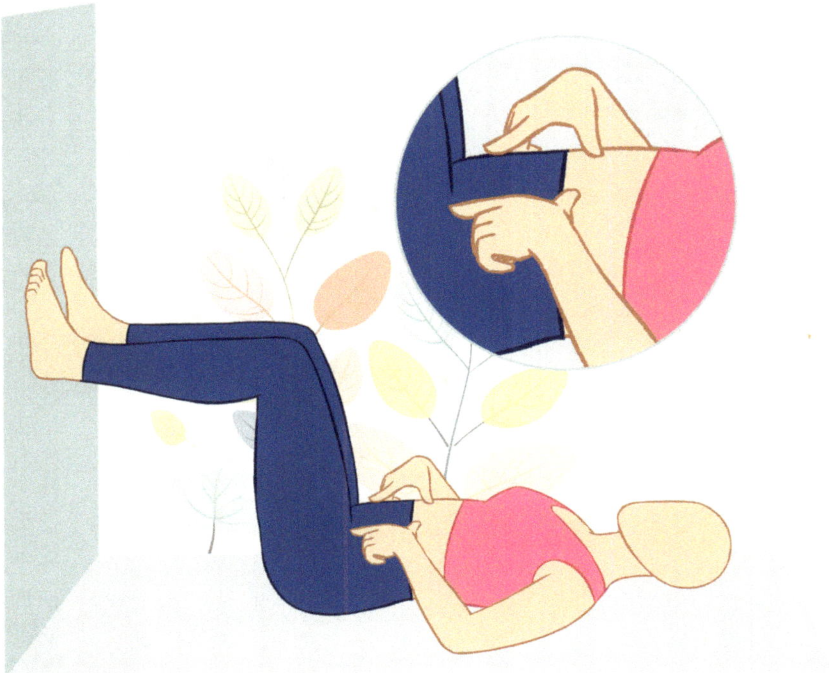

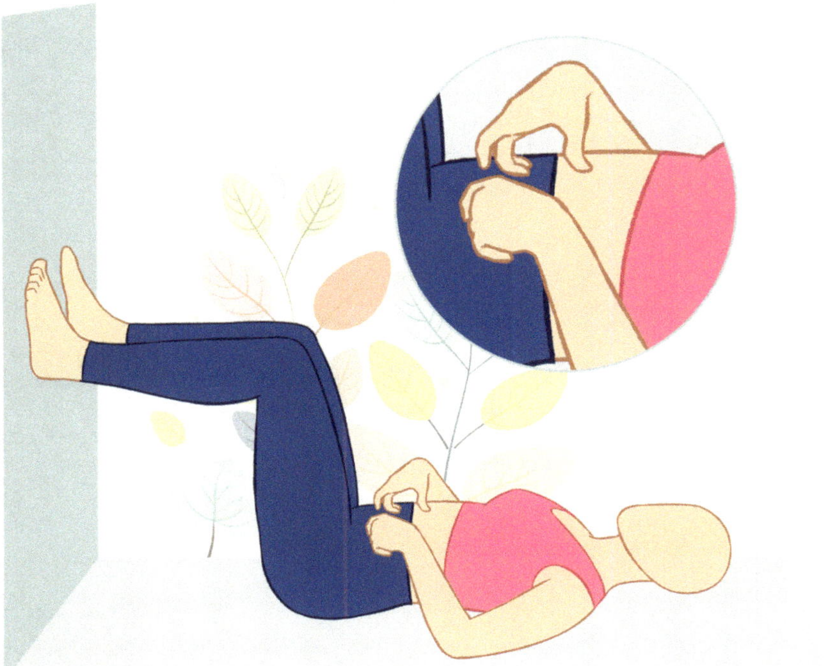

BECKENWIPPE: FLEXIBILITÄT UND KONTROLLE IM UNTEREN RÜCKEN

Die "Beckenwippe" ist eine hervorragende Übung, um das Bewusstsein für die Beweglichkeit und Kontrolle des unteren Rückens zu schärfen. Sie hilft dir, die neutrale Beckenposition zu verstehen und zu üben, eine Schlüsselkomponente vieler Pilates-Übungen. Die Atmung spielt eine zentrale Rolle, um den Rhythmus und die Kontrolle während der Übung zu unterstützen.

SCHRITT-FÜR-SCHRITT-ANLEITUNG:

1. Startposition: Lege dich mit dem Rücken auf den Boden. Deine Füße sind an der Wand, sodass Knie und Hüften jeweils einen 90-Grad-Winkel bilden. Die Arme liegen entspannt an deinen Seiten.
2. Beginne mit der Beckenwippe, indem du deinen unteren Rücken sanft zur Matte drückst und dann wieder in die Ausgangsposition zurückkehrst.
3. Wenn du Schwierigkeiten mit der Bewegung hast, platziere zwei Finger auf deine Hüftknochen und Rippen. Versuche, diese beiden Punkte näher zusammenzubringen, indem du das Becken kippst.
4. Atme ein, wenn du in die Ausgangsposition zurückkehrst, und atme aus, wenn du das Becken kippst und den unteren Rücken zur Matte führst.
5. Führe diese Bewegung für 5 bis 10 Atemzüge durch.

TIPP: Ziel ist ein sanftes Kippen des Beckens, nicht das feste Aufpressen des unteren Rückens auf den Boden. Stelle dir vor, dein Becken sei eine mit Wasser gefüllte Schale, die du vorsichtig kippst, ohne das Wasser zu verschütten. Es geht darum, ein Gefühl für die Bewegung und die Kontrolle über die Muskeln in diesem Bereich zu entwickeln. Keine Sorge, wenn du anfangs nur eine kleine Bewegung spürst – mit der Zeit und Übung wird diese Übung flüssiger und effektiver.

03 BEINMARSCH AN DER WAND

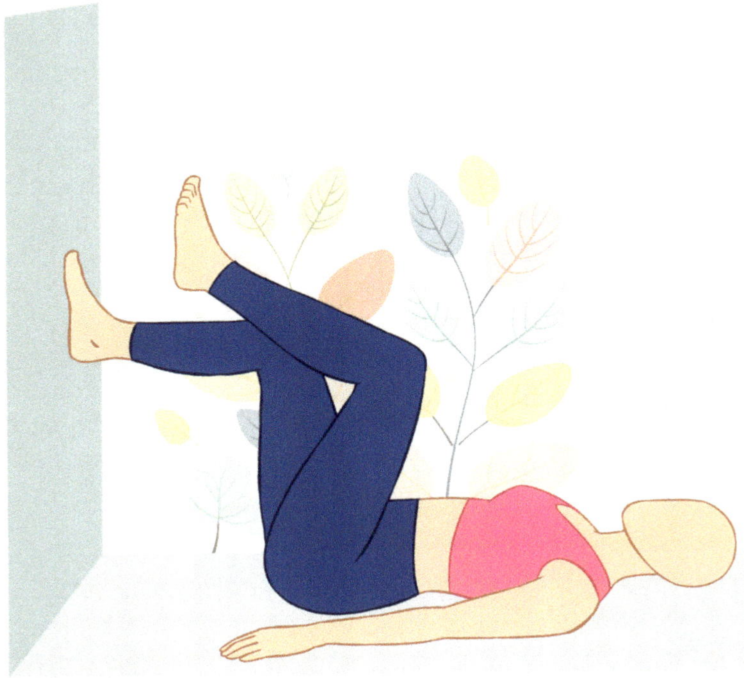

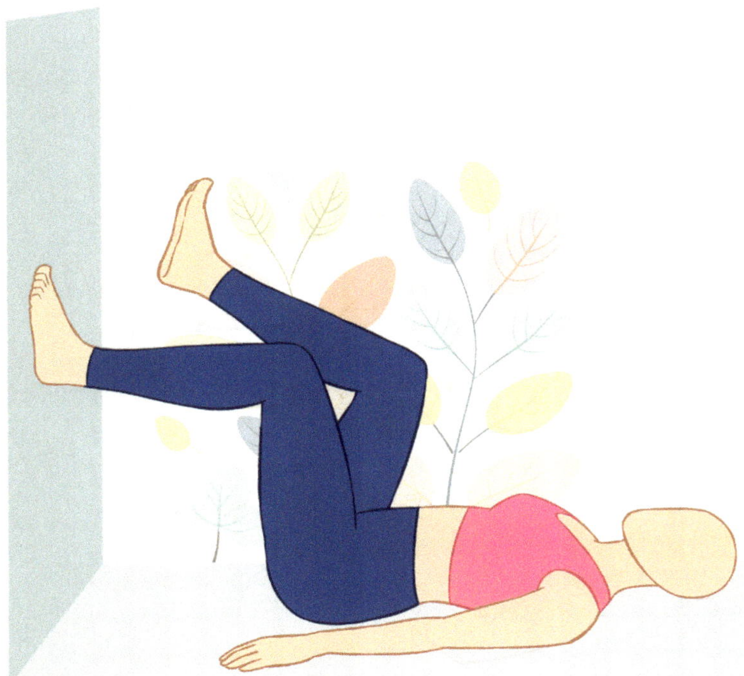

BEINMARSCH AN DER WAND: KERNSTABILITÄT UND BECKENBODENSTÄRKUNG

Die "Beinmarsch an der Wand"-Übung ist ideal, um deine Kernstabilität zu verbessern. Sie aktiviert nicht nur die Bauchmuskulatur, sondern auch die tiefliegenden Stabilisierungsmuskeln des Beckenbodens. Das Anheben der Beine fordert deine Bauchmuskulatur heraus, die Position zu halten und nicht ins Hohlkreuz zu kippen. Diese Übung erfordert kontrollierte Bewegungen und die Aufrechterhaltung einer flachen Rückenposition auf dem Boden. Sei nicht entmutigt, wenn es anfangs herausfordernd ist – mit etwas Übung wirst du stabiler!

SCHRITT-FÜR-SCHRITT-ANLEITUNG:

1. Startposition: Lege dich mit dem Rücken flach auf den Boden und positioniere deine Hände seitlich neben deinem Körper.
2. Kippe dein Becken leicht, sodass dein unterer Rücken Kontakt zum Boden hat.
3. Hebe nun abwechselnd ein Bein an und setze es wieder ab, gefolgt vom anderen Bein.
4. Achte darauf, dass du die Bewegung langsam und kontrolliert ausführst und dabei die Position deines Beckens stabil hältst.
5. Führe die Bewegung jeweils 5 Mal pro Seite durch.

TIPP: Konzentriere dich darauf, beim Anheben der Beine das Becken stabil zu halten. Stell dir vor, du hast eine kleine Schale mit Wasser auf deinem Bauch, und du willst vermeiden, dass es verschüttet wird. Diese Visualisierung hilft dir, die Bewegung präzise und effektiv auszuführen.

04 WAND-SEITENROTATION

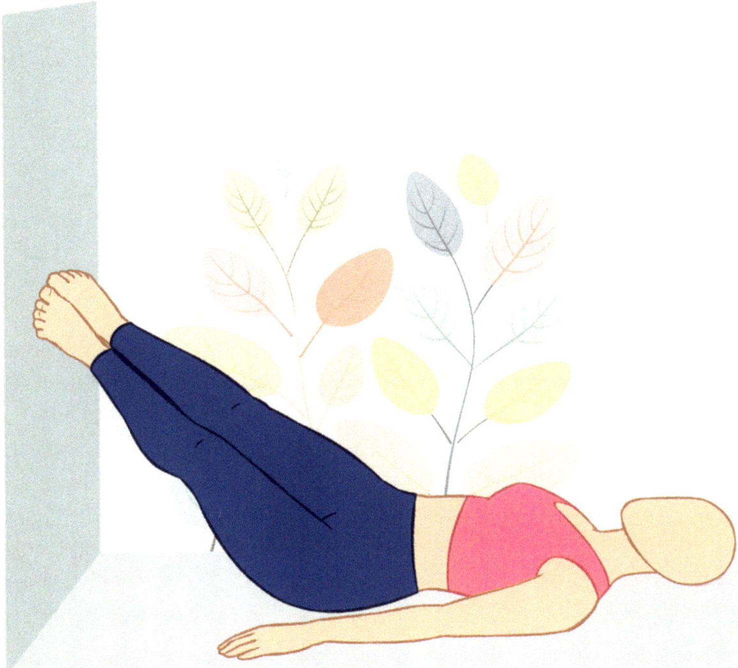

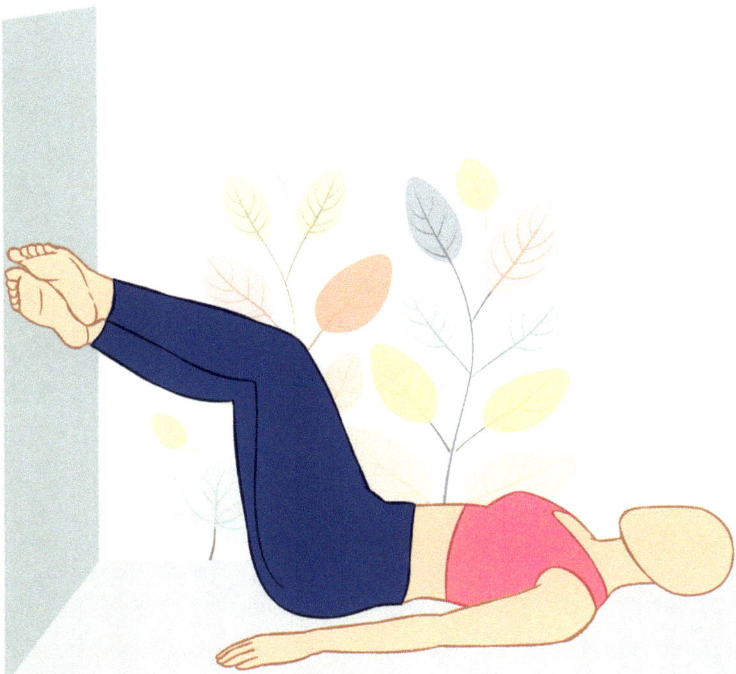

WAND-SEITENROTATION: WIRBELSÄULENDEHNUNG UND HÜFTFLEXOREN-STRETCH

Die Wand-Seitenrotation ist eine wunderschöne Übung, die eine sanfte Rotation der Wirbelsäule mit einem angenehmen Stretch der Hüftbeuger und der inneren Oberschenkelmuskulatur verbindet. Stell dir vor, deine Beine sind wie die Flügel eines Schmetterlings, die leicht und behutsam schlagen.

SCHRITT-FÜR-SCHRITT-ANLEITUNG:

1. Startposition: Beginne, indem du dich mit dem Rücken flach auf den Boden legst und deine Füße zusammen an der Wand platzierst.
2. Lass deine Knie langsam zu einer Seite kippen. Dabei solltest du eine sanfte Drehung im unteren Rückenbereich spüren.
3. Halte die Position kurz und genieße den Stretch. Anschließend bringe die Beine zurück zur Mitte.
4. Wiederhole die Bewegung auf der anderen Seite.
5. Atme tief und ruhig ein und aus, jeweils 5 Atemzüge pro Seite.

TIPP: Sollte die Bewegung zu intensiv sein, platziere ein Kissen oder eine gefaltete Decke zwischen deinen Knien, um den Stretch zu mildern. Wichtig ist, dass du dich wohl und entspannt fühlst. Höre auf deinen Körper und passe die Übung nach Bedarf an.

05 WAND-HÜFTROLLEN

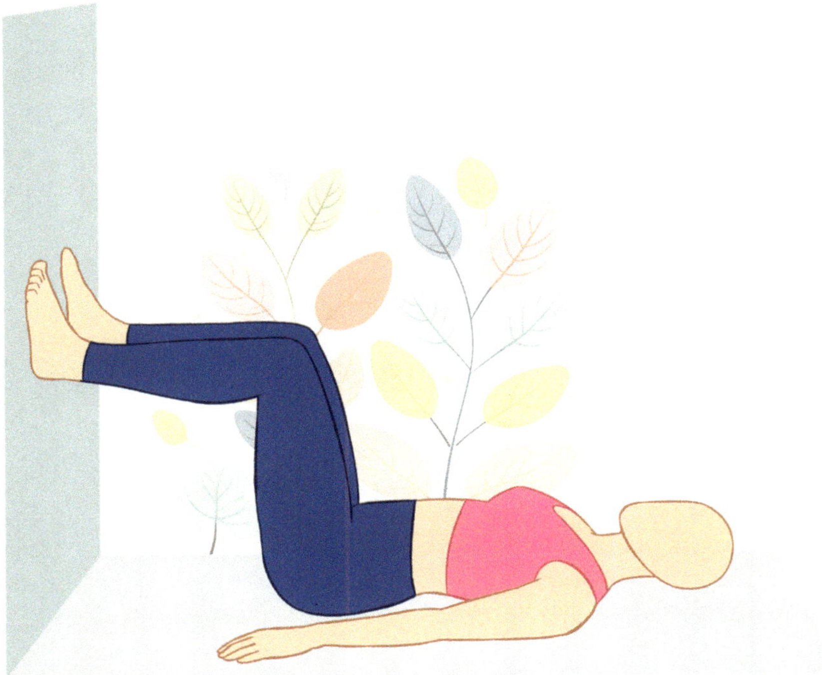

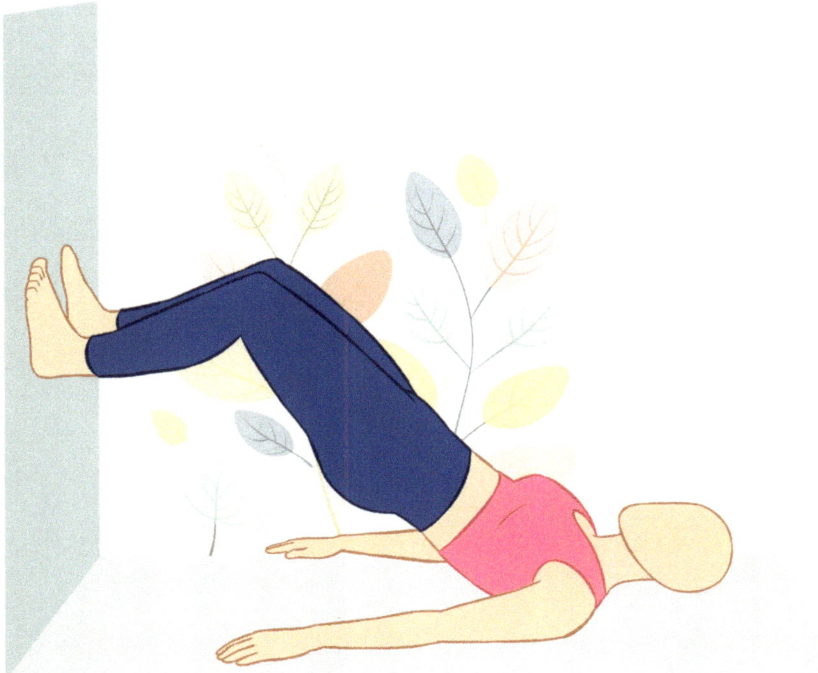

WAND-HÜFTROLLEN: GESCHMEIDIGKEIT UND VORBEREITUNG

Die "Wand-Hüftrollen"-Übung zielt darauf ab, die Wirbelsäule geschmeidig zu machen und den Körper auf die intensiveren Übungen vorzubereiten. Dieses sanfte Rollen entlang der Wirbelsäule fördert die Durchblutung und ermöglicht es, sich auf die tiefen Muskelschichten zu konzentrieren. Es ist zudem eine wundervolle Methode, den Körper zu wecken und sich mental auf die bevorstehende Wandpilates-Session einzustimmen.

SCHRITT-FÜR-SCHRITT-ANLEITUNG:

1. Startposition: Beginne in Rückenlage mit den Füßen hüftbreit an der Wand.
2. Atme tief ein und entspanne deinen Körper.
3. Beim Ausatmen rolle dein Becken langsam nach hinten und hebe dann die Hüften stückweise vom Boden ab, bis du auf deinen Schulterblättern balancierst. Verweile kurz in dieser Position.
4. Beim nächsten Ausatmen rolle die Hüften und Wirbelsäule kontrolliert wieder ab, bis du in die Ausgangsposition zurückkehrst.
5. Führe die Übung 7-10 Mal durch.

TIPP: Konzentriere dich darauf, Wirbel für Wirbel auf- und abzurollen, um die maximale Bewegungsfreiheit in der Wirbelsäule zu erreichen. Halte deine Füße stabil an der Wand, um eine feste Basis zu schaffen. Spanne zudem deinen Bauch leicht an, um die Kernmuskulatur während der gesamten Übung zu aktivieren. Das Aufwärmen ist ein essentieller Teil des Trainings, also genieße jeden Moment und spüre, wie sich dein Körper mit jeder Wiederholung ein wenig mehr öffnet.

06 STABILE HÜFTMÄRSCHE

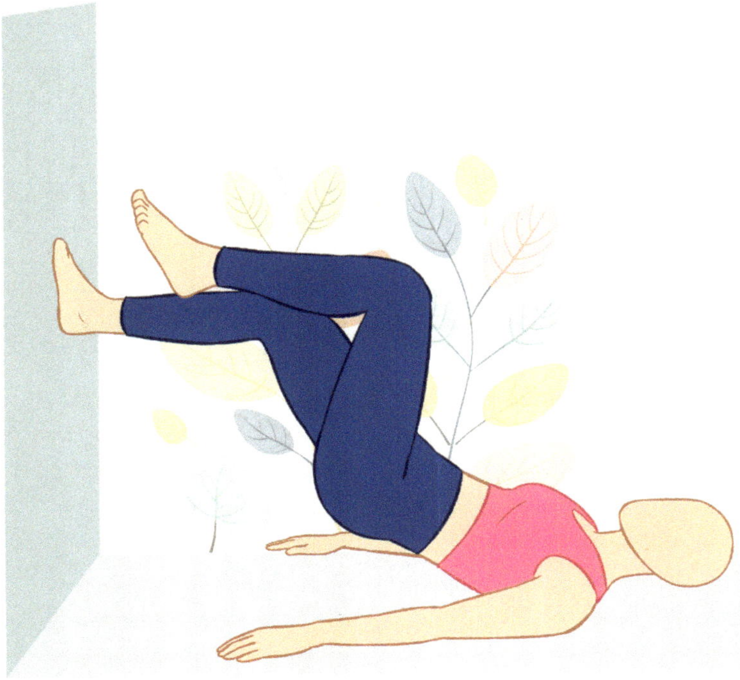

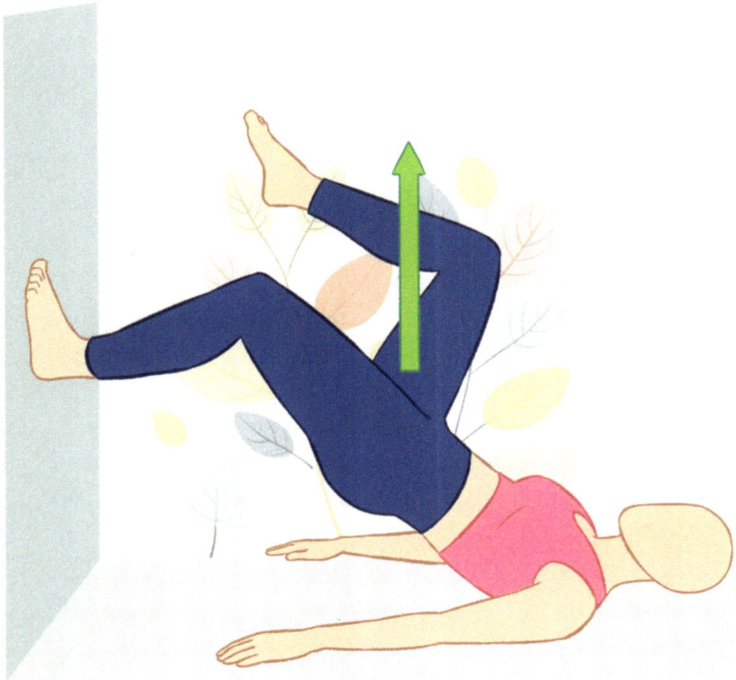

STABILE HÜFTMÄRSCHE: AUFWÄRMEN, GLEICHGEWICHT UND RUMPFSTABILITÄT

Die "Stabilen Hüftmärsche" sind eine hervorragende Übung, um nicht nur die Hüften und die Rückseite der Oberschenkel aufzuwärmen, sondern auch um das Gleichgewicht und die Stabilität im Rumpfbereich zu verbessern. Diese Übung trainiert effektiv die Bauchmuskulatur und die tief liegenden Stabilisierungsmuskeln, was eine wichtige Vorbereitung für fortgeschrittene Wandpilates-Übungen darstellt. Gleichzeitig werden durch die Bewegung die Beine mobilisiert und gestärkt.

SCHRITT-FÜR-SCHRITT-ANLEITUNG:

1. Startposition: Beginne in Rückenlage mit den Füßen hüftbreit an der Wand.
2. Atme tief ein und entspanne dich. Beim Ausatmen rolle dein Becken nach oben in die Brückenposition und lege deine Hände seitlich neben dir auf den Boden.
3. Hebe nun langsam ein Bein an, als würdest du "marschieren". Setze das Bein sanft zurück an die Wand und wiederhole den Schritt mit dem anderen Bein.
4. Achte darauf, dass deine Hüften während der gesamten Übung stabil und gehoben bleiben. Vermeide ein Absinken oder Wackeln der Hüften.
5. Wiederhole den Marsch 7–10 Mal für jedes Bein.

TIPP: Der Fokus dieser Übung liegt auf der Stabilität. Konzentriere dich darauf, die Hüften stabil zu halten und sie nicht von einer Seite zur anderen kippen zu lassen, wenn du ein Bein hebst. Dies erfordert eine aktive Beteiligung der Kernmuskulatur. Stelle dir vor, deine Hüften seien auf einer imaginären Wasserwaage und du möchtest, dass sie die ganze Zeit über ausgeglichen bleiben. Genieße das Gefühl der Kräftigung in Beinen und Rumpf bei jeder Wiederholung.

07 BRÜCKEN-HÜFTSENKER

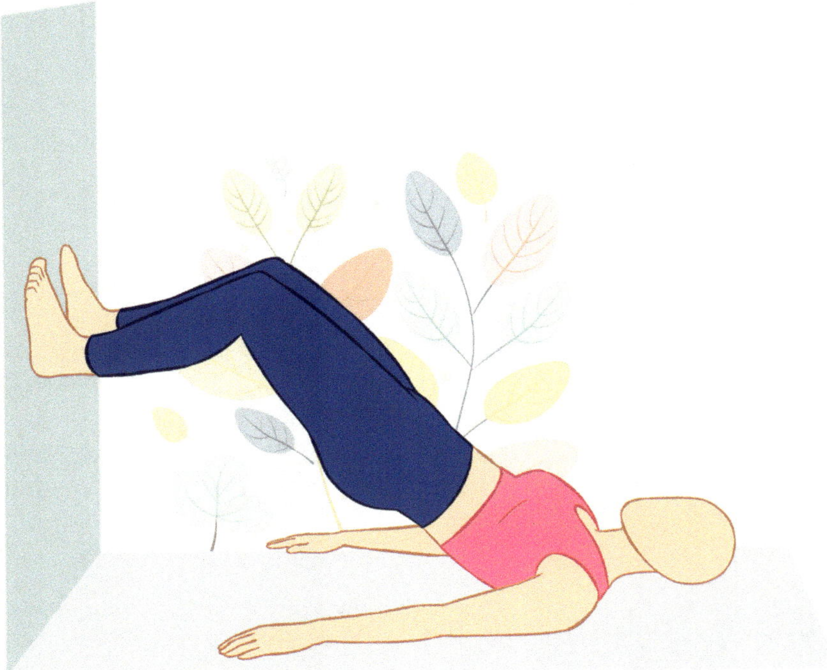

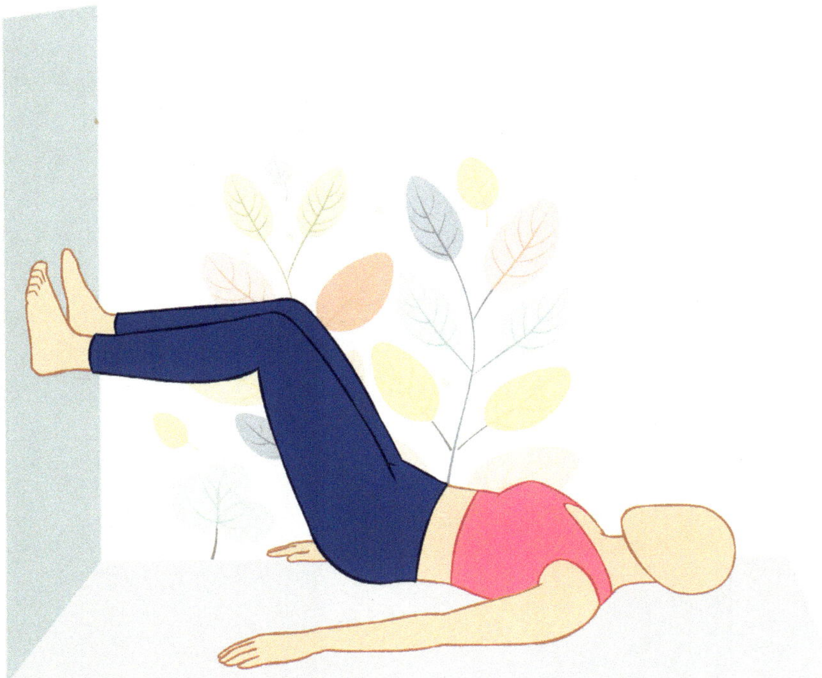

BRÜCKEN-HÜFTSENKER: AKTIVIERUNG UND FLEXIBILITÄT

Die "Brücken-Hüftsenker"-Übung ist eine fantastische Variante der Brückenposition, die speziell darauf abzielt, die Muskeln des unteren Rückens und der Hüften zu aktivieren, während sie gleichzeitig die Flexibilität der Hüftbeugemuskulatur verbessert.

SCHRITT-FÜR-SCHRITT-ANLEITUNG:

1. Startposition: Beginne in Rückenlage mit gebeugten Knien und stelle deine Füße fest gegen die Wand.
2. Platziere deine Arme entspannt seitlich neben deinem Körper.
3. Hebe deine Hüften an, bis dein Körper eine gerade Linie von den Schultern bis zu den Knien bildet.
4. Senke nun deine Hüften langsam ab, ohne sie komplett auf den Boden zu legen – lasse sie knapp über dem Boden schweben.
5. Drücke mit den Füßen gegen die Wand und hebe deine Hüften erneut in die Brückenposition.
6. Wiederhole diese Bewegung für 10 Wiederholungen.

TIPP: Achte darauf, den Bewegungsablauf fließend und kontrolliert auszuführen. Du solltest eine deutliche Dehnung in den Hüftbeugern und eine Aktivierung der Gesäßmuskeln spüren. Stell dir vor, unter deinem Po liegt ein kleines Ei, das du nicht zerdrücken darfst. Das hält dich in einer leichten, stetigen Bewegung und verhindert, dass deine Muskeln eine Pause einlegen. Achte auch auf deine Atmung: Gleichmäßige, tiefe Atemzüge unterstützen die Bewegung und helfen dir, konzentriert zu bleiben. Genieße jede Wiederholung der Übung und spüre, wie sich die Muskeln in deinem unteren Rücken und deinen Hüften aktivieren und stärken.

08 DECKEN-STRECKER

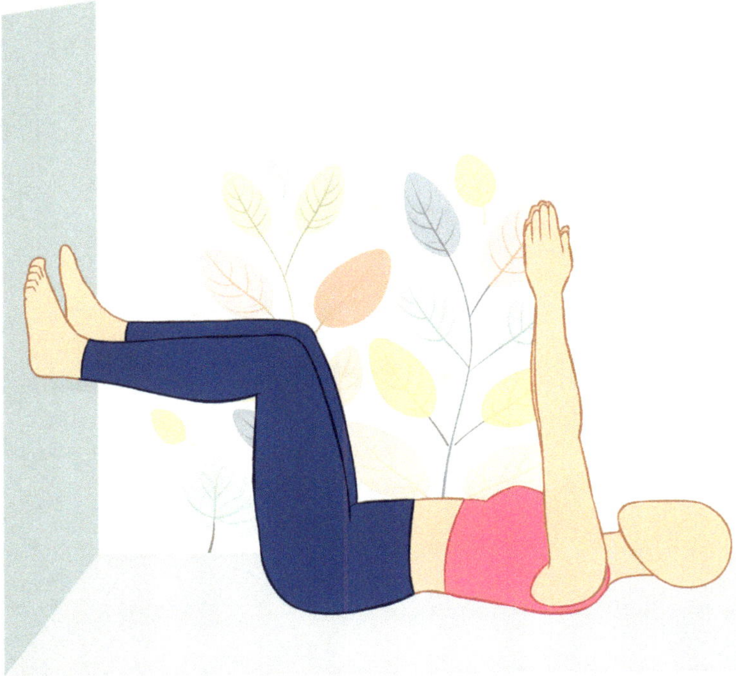

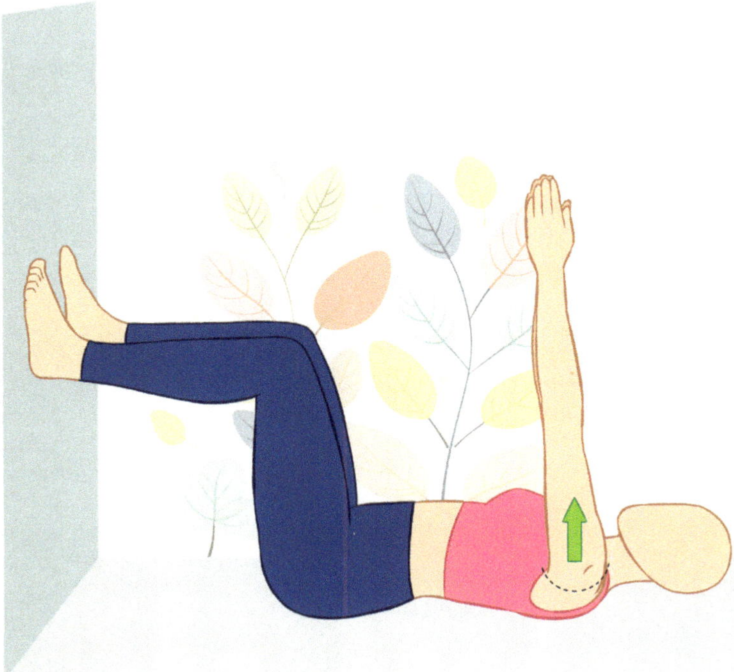

DECKEN-STRECKER: MOBILISIERUNG VON SCHULTERBLÄTTERN UND OBEREM RÜCKEN

Die "Decken-Strecker"-Übung mag auf den ersten Blick einfach wirken, ist aber äußerst effektiv, um die Schulterblätter und den oberen Rücken zu mobilisieren. Sie eignet sich hervorragend, um Verspannungen im Schulter- und Nackenbereich zu lösen. Für Anfänger gilt: Auch wenn es sich anfühlt, als ob ihr nicht viel macht, ist jede kleine Bewegung wertvoll und zählt!

SCHRITT-FÜR-SCHRITT-ANLEITUNG:

1. Startposition: Beginne in Rückenlage, die Knie gebeugt und die Füße fest gegen die Wand.
2. Hebe deine Arme nach oben, sodass die Handflächen zueinander zeigen.
3. Strecke die Arme nach oben, als würdest du versuchen, die Decke zu berühren. Initiiere diese Bewegung aus den Schulterblättern heraus, nicht nur durch das Heben der Arme.
4. Senke die Arme langsam wieder in die Ausgangsposition zurück.
5. Wiederhole die Bewegung 10 Mal, dabei versuchst du bei jeder Wiederholung, die Arme ein wenig höher zu strecken.

TIPP: Achte darauf, den unteren Rücken während der gesamten Übung am Boden zu halten. Konzentriere dich darauf, die Bewegung aus den Schulterblättern heraus zu führen. Du solltest eine deutliche Bewegung im Bereich des oberen Rückens und der Schulterblätter spüren. Diese Übung ist ideal, um den Schulterbereich auf komplexere Wandpilates-Übungen vorzubereiten. Atme tief und gleichmäßig durch; es ist eine Aufwärmübung, also kein Stress.

09 ARM-SCHEREN

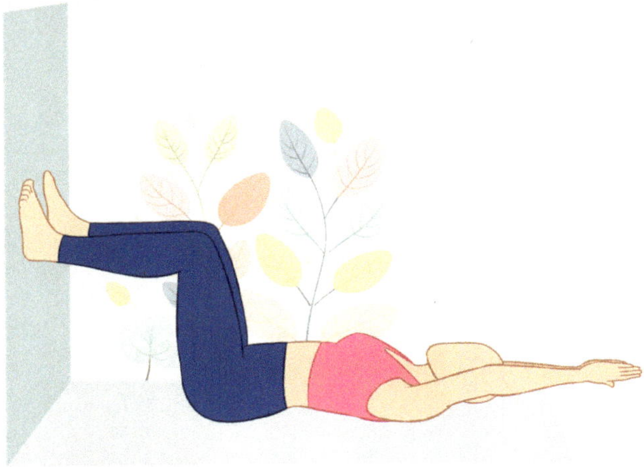

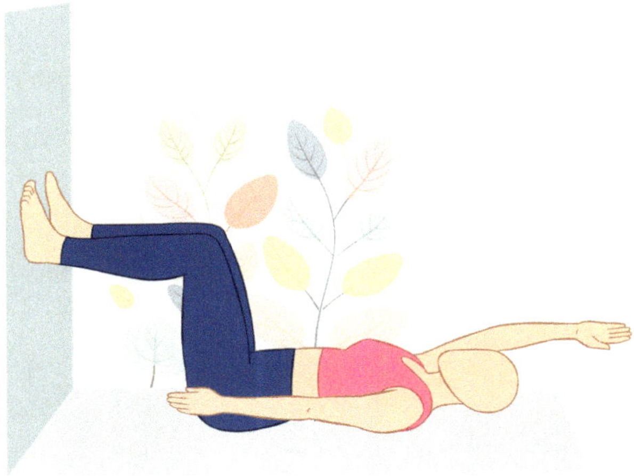

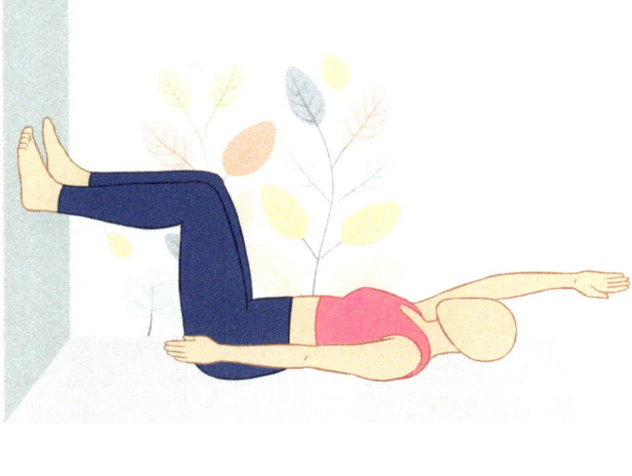

ARM-SCHEREN: SCHULTERMOBILITÄT UND ARMKOORDINATION

Die "Arm-Scheren"-Übung ist ein hervorragendes Workout, um die Schultermobilität zu verbessern und gleichzeitig das Bewusstsein für die Koordination der Arme zu stärken. Zusätzlich bietet sie ein kleines, aber effektives Training für die Oberarme.

SCHRITT-FÜR-SCHRITT-ANLEITUNG:

1. Startposition: Beginne in Rückenlage mit gebeugten Knien und Füßen fest gegen die Wand.
2. Strecke deine Arme direkt über dem Brustkorb aus, die Handflächen zeigen zueinander.
3. Öffne einen Arm in Richtung Kopf und den anderen in Richtung Hüfte, sodass eine Scherenbewegung entsteht. Stelle dir vor, dass du in zwei verschiedene Richtungen ziehst.
4. Bringe die Arme wieder in die Ausgangsposition über dem Brustkorb zusammen.
5. Wechsle die Richtung der Arme bei der nächsten Wiederholung.
6. Führe die Bewegung im Wechsel 10 Mal durch.

ATMUNG: Atme ein, während du die Arme zusammenführst, und atme aus, während du sie auseinanderscherst.

TIPP: Achte darauf, dass deine Schultern entspannt bleiben und nicht zu den Ohren hochziehen. Der untere Rücken sollte während der gesamten Übung fest am Boden liegen. Falls du anfangs Schwierigkeiten hast, die Bewegungen fließend auszuführen, sei nicht entmutigt – mit der Zeit und etwas Übung wird die Koordination leichter.

10 OBERKÖRPER-CRUNCH

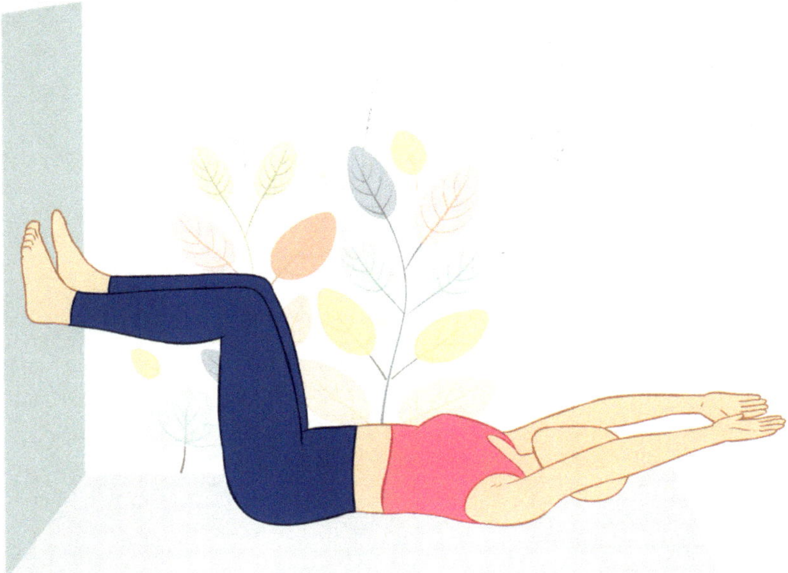

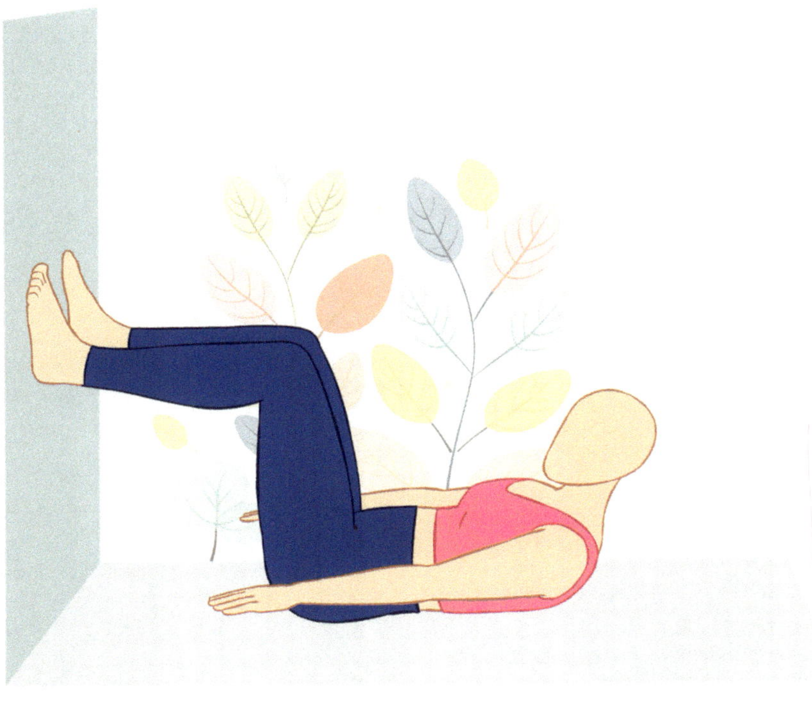

OBERKÖRPER-CRUNCH: GANZHEITLICHES OBERKÖRPER-TRAINING

Die "Oberkörper-Crunch"-Übung ist ideal, um deinem gesamten Oberkörper – von den Schultern bis zu den Bauchmuskeln – ein effektives Warm-up zu bieten. Diese Übung stärkt nicht nur deine Bauchmuskulatur, sondern verbessert auch die Beweglichkeit deiner Schultern.

SCHRITT-FÜR-SCHRITT-ANLEITUNG:

1. Startposition: Beginne in der gleichen Rückenlage wie zuvor, mit gebeugten Knien und Füßen fest gegen die Wand.
2. Führe die Arme über deinen Kopf und richte die Handflächen zur Decke aus.
3. Crunch deinen Oberkörper nach oben, während du deine Arme Richtung Hüften bewegst.
4. Kehre dann langsam in die Ausgangsposition zurück und führe die Arme wieder über den Kopf.
5. Atme aus, wenn du den Crunch ausführst, und atme ein, während du zurück in die Ausgangsposition gehst.

TIPP: Halte Schultern und Nacken entspannt. Konzentriere dich darauf, den Oberkörper durch die Kraft deiner Bauchmuskeln zu heben, statt Schwung zu nutzen. Achte darauf, dass der untere Rücken während der Übung stets Kontakt zum Boden hält. Keine Sorge, wenn die Crunches anfangs nicht sehr hoch sind – mit kontinuierlicher Übung und Zeit wirst du Fortschritte machen. Denke daran, es geht um Qualität und nicht um Quantität der Bewegung.

11 WAND-BAUCHPRESSEN

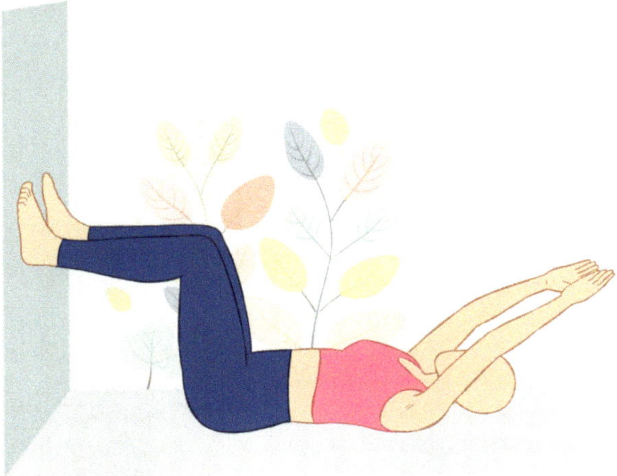

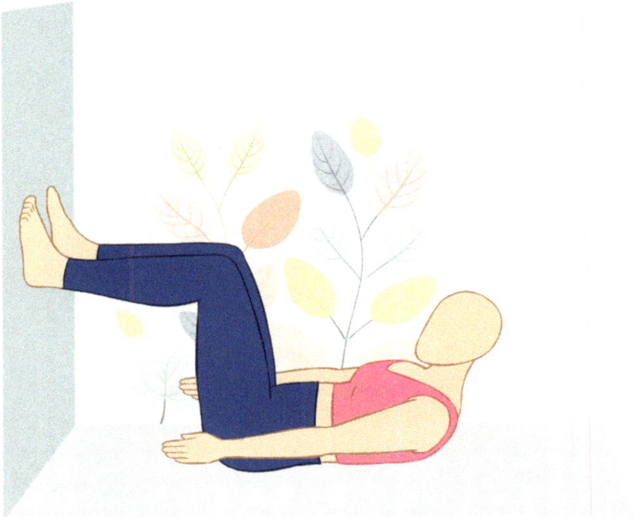

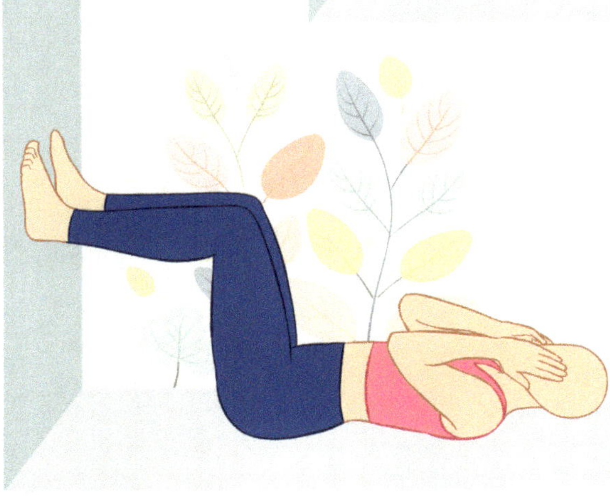

WAND-BAUCHPRESSEN: SANFTE MOBILISIERUNG VON SCHULTERN UND OBERKÖRPER

Die "Wand-Bauchpressen"-Übung fokussiert sich auf die sanfte Mobilisierung von Schultern, Armen und Oberkörper, während gleichzeitig die Bauchmuskulatur langsam aktiviert wird.

SCHRITT-FÜR-SCHRITT-ANLEITUNG:

1. Startposition: Beginne in einer Rückenlage mit den Füßen fest an der Wand und den Knien gebeugt.
2. Beuge deine Ellenbogen und platziere deine Hände neben deinem Gesicht.
3. Strecke die Arme langsam über deinen Kopf. Während du ausatmest, hebe deinen Oberkörper leicht an, wobei die Arme in Richtung Hüften kommen.
4. Kehre beim Einatmen in die Ausgangsposition zurück.
5. Wiederhole diese Bewegung 5-8 Mal, wobei der Fokus darauf liegt, die Bewegung korrekt und bewusst auszuführen.

TIPP: Achte darauf, dass du dich bei dieser Übung nicht überanstrengst. Das Ziel ist es, den Körper sanft aufzuwärmen und die Beweglichkeit der Schultern zu fördern. Konzentriere dich auf fließende Bewegungen und gleichmäßige Atmung. Denke daran, dies ist Teil des Aufwärmens – also beginne sanft und steigere dich allmählich.

12 KNIE-SCHULTER MOBILISATION

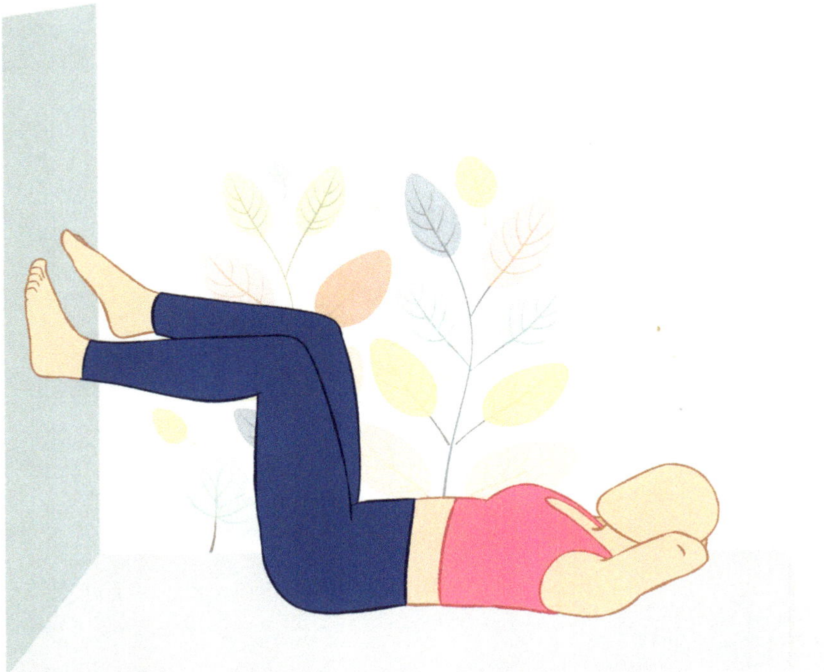

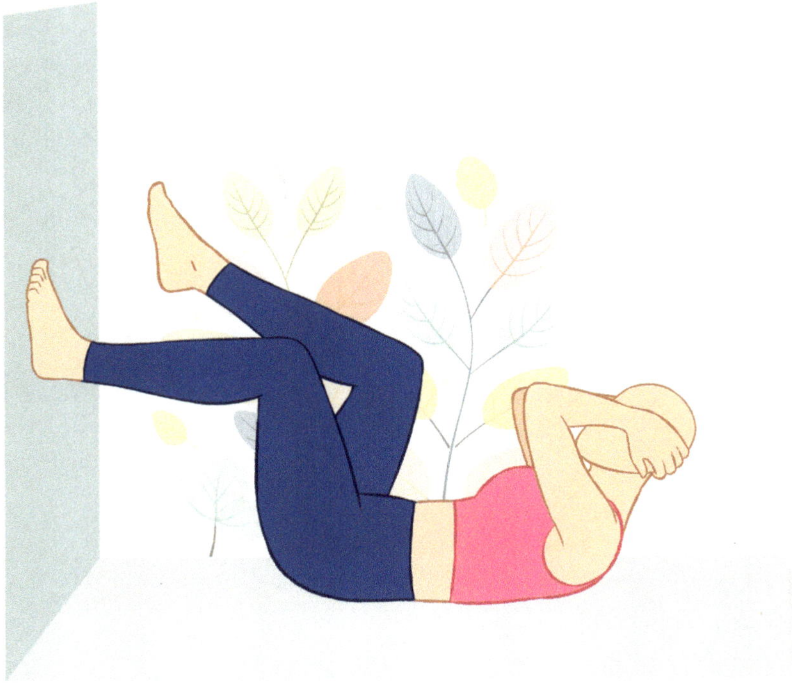

KNIE-SCHULTER MOBILISATION: SANFTE AKTIVIERUNG UND LOCKERUNG

Die "Knie-Schulter Mobilisation" ist eine sanft durchgeführte Übung, ideal, um die Hüften und den unteren Rücken zu lockern und gleichzeitig die Bauchmuskulatur zu aktivieren. Sie bildet den perfekten Abschluss der Aufwärmphase.

SCHRITT-FÜR-SCHRITT-ANLEITUNG:

1. Startposition: Beginne in Rückenlage mit den Füßen fest an der Wand und den Knien gebeugt.
2. Lege einen Arm unter deinen Kopf als Stütze und den anderen an deine Hüfte.
3. Winkle ein Bein an und führe das Knie in Richtung der gegenüberliegenden Schulter. Versuche dabei, den Ellenbogen offen zu lassen und konzentriere dich darauf, die Schulter zum Knie zu führen, anstatt den Ellenbogen zum Knie zu beugen.
4. Atme während der Bewegung ruhig und gleichmäßig.
5. Wechsle dann die Seite und wiederhole die Bewegung.
6. Führe die Übung für jede Seite 5-8 Mal durch.

TIPP: Führe die Bewegung sanft und kontrolliert aus. Das Ziel ist nicht Intensität, sondern Mobilität und das sanfte Aktivieren der Muskulatur. Halte deinen Atemfluss während der gesamten Übung konstant und ruhig. Diese Übung bereitet dich optimal auf das Haupttraining vor – halte die Spannung und bleibe motiviert!

4.2

Power & Präzision:

ÜBUNGEN FÜR EINEN KRAFTVOLLEN MUSKELAUFBAU

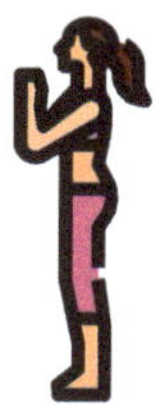

Jetzt, wo du deinen Körper sanft aufgewärmt hast, ist es an der Zeit, die Intensität unserer Übungen zu steigern. In diesem Teil des Trainings konzentrieren wir uns auf die Stärkung und Kräftigung deiner Muskulatur. Wandpilates ist mehr als nur eine sanfte Sportart; es bringt echte Power in deinen Körper. Hierbei geht es nicht allein um Muskelkraft, sondern auch um die Präzision jeder einzelnen Bewegung. Die Wand dient als nützliches Hilfsmittel, um jede Übung korrekt und effektiv auszuführen.

Du wirst erstaunt sein, wie intensiv du deine Muskeln fordern kannst und wie viel Kraft du mit regelmäßigem Training aufbaust. Bereite dich darauf vor, tiefer in die Welt des Wandpilates einzutauchen und zu entdecken, wie du deinen Körper mit Präzision und Power formen und stärken kannst. Du bist dazu absolut in der Lage – lass uns also ohne weitere Verzögerung starten!

01 WAND-SQUADS

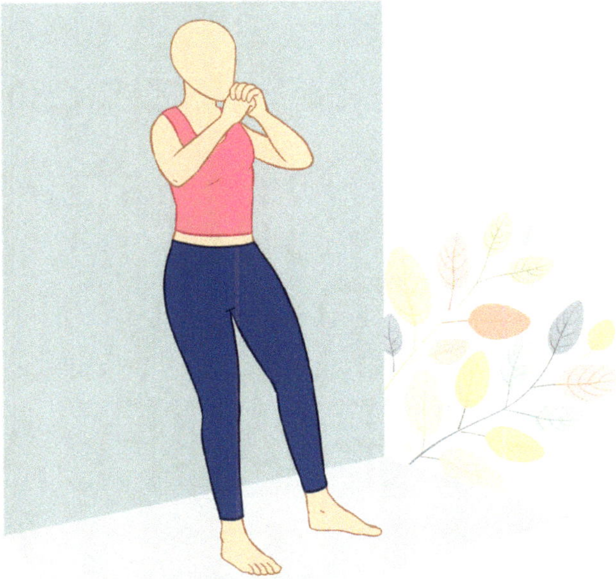

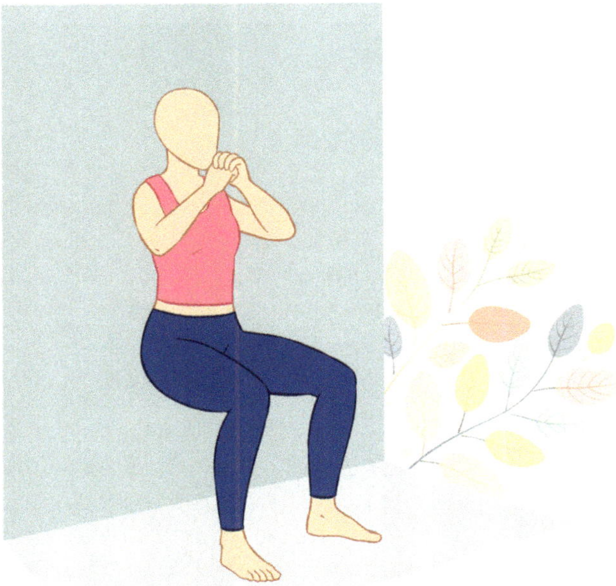

WAND-SQUADS STÄRKUNG VON OBERSCHENKELN UND GESÄß

Wand-Squats: Wand-Kniebeugen, auch bekannt als Wand-Squats, sind eine hervorragende Übung zur Kräftigung der Oberschenkel und des Gesäßes. Sie belasten die Knie weniger als herkömmliche Squats und sind somit ideal für die Stärkung der unteren Extremitäten, was zugleich die Kniegesundheit durch die Kräftigung der umgebenden Muskulatur fördert.

SCHRITT-FÜR-SCHRITT-ANLEITUNG:

1. Startposition: Lehn dich mit dem gesamten Rücken gegen eine Wand. Die Füße stehen hüftbreit auseinander und etwa 60 cm von der Wand entfernt.
2. Senke den Körper langsam ab, indem du die Knie beugst, bis sie einen rechten Winkel bilden. Halte dabei die Füße flach auf dem Boden.
3. Achte darauf, dass die Knie direkt über den Füßen bleiben und nicht über die Zehenspitzen hinausragen.
4. Halte diese Position für eine Weile, wobei die Oberschenkel parallel zum Boden sein sollten.
5. Drücke dich kraftvoll aus den Fersen nach oben zurück in die Ausgangsposition.

TRAININGSZIEL: Die Übung zielt auf die Kräftigung von Oberschenkeln und Gesäß ab, verbessert die Kniegesundheit und steigert die Ausdauer der Beine.

TRAININGSEMPFEHLUNG: Für Anfänger empfehle ich, mit 2-3 Sätzen à 10-15 Sekunden zu beginnen und die Haltezeit schrittweise zu erhöhen. Fortgeschrittene können die Haltezeit auf bis zu 1-2 Minuten ausdehnen.

TIPP: Achte darauf, den gesamten Rücken während der Übung an der Wand zu belassen und die Bauchmuskeln anzuspannen. Dies sorgt für zusätzliche Stabilität und trainiert auch den Rumpf. Konzentriere dich darauf, den Druck in den Fersen zu spüren – das aktiviert das Gesäß optimal.

02 WAND PUSH-UPS

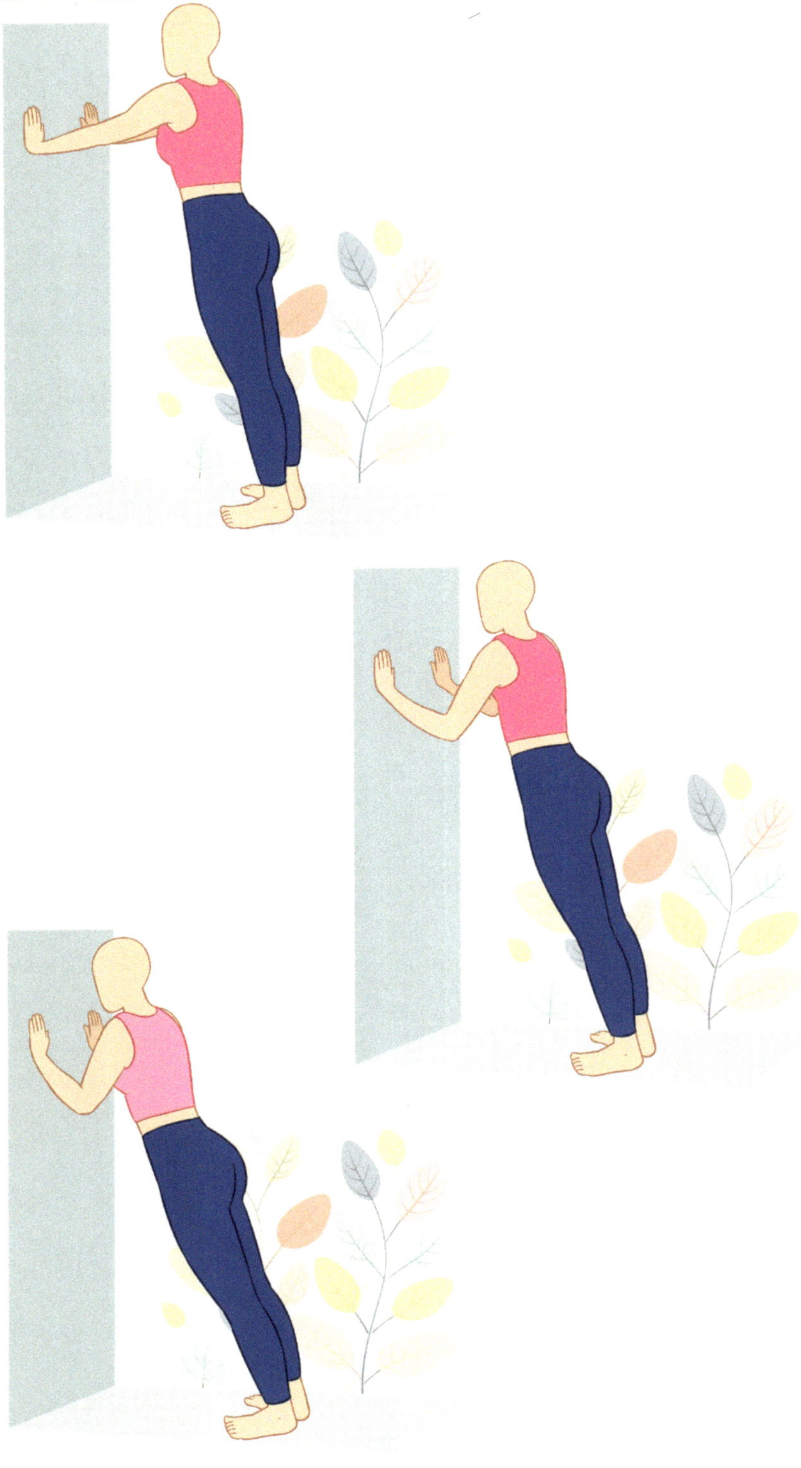

WAND PUSH-UPS: OBERKÖRPERSTÄRKUNG MIT GELENKSCHONUNG

Wand Push-Ups sind eine ausgezeichnete Methode, den Oberkörper zu stärken, ohne die Gelenke so stark zu belasten wie bei traditionellen Liegestützen. Sie zielen auf Brust, Schultern und Trizeps ab und aktivieren zudem die Stabilisierungsmuskulatur von Rumpf und Rücken.

SCHRITT-FÜR-SCHRITT-ANLEITUNG:

1. Positionierung: Stehe in einem Armlängenabstand von einer Wand.
2. Setze deine Hände auf Schulterhöhe an die Wand, etwas breiter als die Schultern.
3. Mache mit beiden Füßen einen Schritt zurück. Die Beine bleiben gestreckt.
4. Drehe deine Schultern leicht nach außen.
5. Spanne Oberschenkel, Gesäß und Rumpf an.
6. Beuge die Ellbogen und senke die Brust in Richtung Wand.
7. Gehe so tief, bis deine Oberarme parallel zum Rücken sind, und halte kurz inne.
8. Drücke dich kraftvoll von der Wand weg zurück in die Ausgangsposition.

TRAININGSZIEL: Diese Übung stärkt den gesamten Oberkörper, insbesondere Brust, Schultern und Trizeps, und aktiviert die Rumpfstabilisatoren.

TRAININGSEMPFEHLUNG: Beginne mit 2-3 Sätzen à 15-20 Wiederholungen. Die Anzahl kann je nach deinem Komfort und deiner Technik angepasst werden.

TIPP: Achte darauf, dass deine Ellbogen während der gesamten Übung nicht zu weit nach außen gehen. Halte sie in einer natürlichen Position, um Überbeanspruchung und Verletzungen zu vermeiden. Konzentriere dich darauf, den Bauch fest anzuspannen und den Rumpf stabil zu halten, um die Effizienz der Übung zu maximieren.

03 WAND PLANK

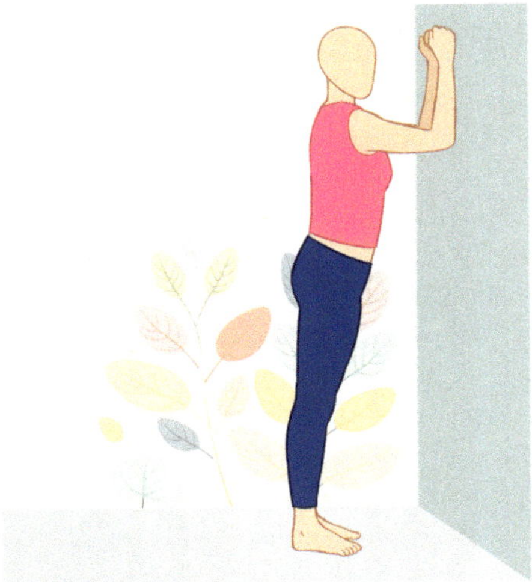

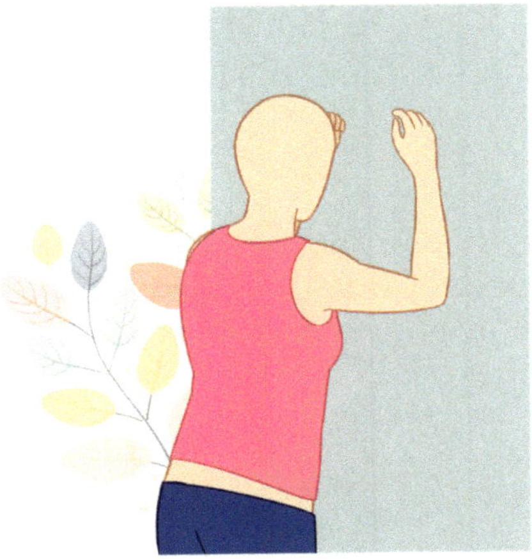

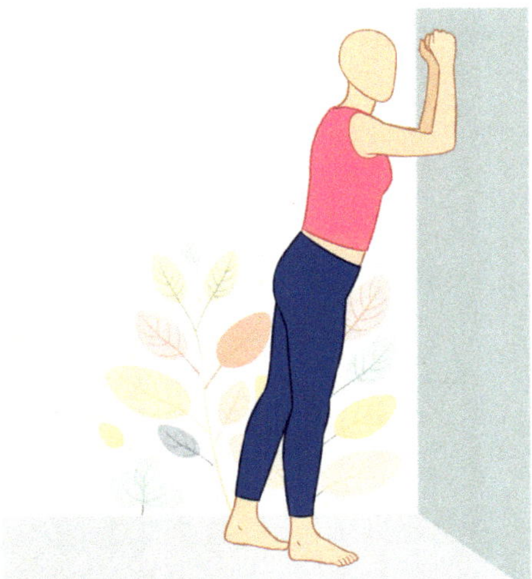

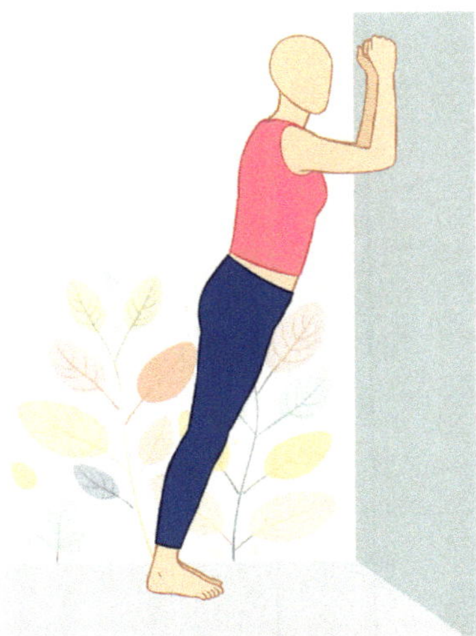

WAND PLANK: UMFASSENDES RUMPFTRAINING

Die Wand-Plank-Übung ist ein effektives Ganzkörpertraining, das sich besonders auf den Rumpf und die Bauchmuskulatur konzentriert. Neben der Stärkung des Bauchbereichs fördert sie auch eine bessere Haltung, Gleichgewicht und Stabilität im gesamten Körper. Zusätzlich unterstützt diese Übung die Kalorienverbrennung und kann beim Abnehmen hilfreich sein.

SCHRITT-FÜR-SCHRITT-ANLEITUNG:

1. Startposition: Beginne in aufrechter Position mit dem Gesicht zur Wand.
2. Beuge die Ellenbogen und platziere deine Unterarme an der Wand, sodass die Ellenbogen auf Schulterhöhe und die Unterarme vertikal nach oben zeigen.
3. Lehn dich auf deine Unterarme, halte die Schultern stabil und drücke die Ellenbogen fest gegen die Wand, um ein Hervorstehen der Schulterblätter zu vermeiden.
4. Halte deinen Körper gerade und gehe mit den Füßen schrittweise von der Wand weg, bis du eine Plank-Position erreicht hast, bei der du deinen Körper in einer Linie mit deinen Beinen halten kannst.
5. Achte darauf, dass die Hüften nicht nach hinten herausragen.

TRAININGSZIEL: Ziel der Übung ist die Stärkung des gesamten Rumpfbereichs, insbesondere der Bauchmuskulatur, sowie die Verbesserung von Haltung, Gleichgewicht und Stabilität.

TRAININGSEMPFEHLUNG: Für Anfänger empfehle ich, mit 2-3 Sätzen à 15-20 Sekunden zu beginnen und die Haltezeit schrittweise zu erhöhen. Fortgeschrittene können die Haltezeit auf bis zu 1 Minute oder länger ausdehnen.

TIPP: Konzentriere dich darauf, den Bauch fest anzuspannen und den Rumpf aktiv zu halten. Das verbessert nicht nur die Stabilität, sondern maximiert auch den Trainingseffekt für die Bauchmuskulatur.

04 SEITLICHES BEINHEBEN AN DER WAND

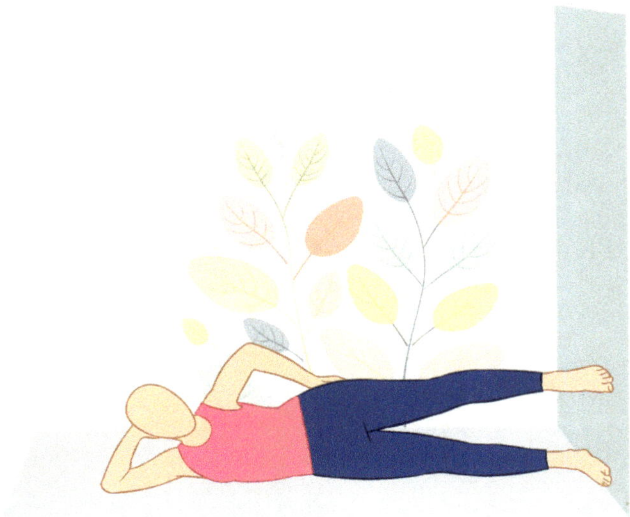

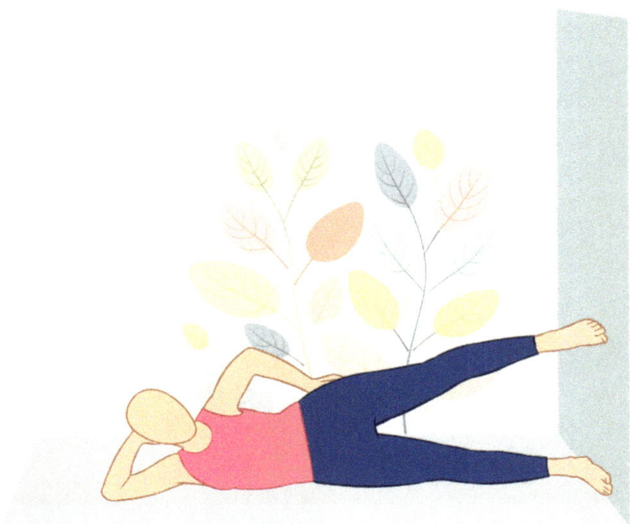

SEITLICHES BEINHEBEN AN DER WAND: STÄRKUNG DER HÜFTMUSKULATUR UND GANZKÖRPERUNTERSTÜTZUNG

Das seitliche Beinheben an der Wand ist eine effektive Übung, um die Hüftmuskulatur zu stärken. Zusätzlich bietet sie mehrere Vorteile für den gesamten Körper.

SCHRITT-FÜR-SCHRITT-ANLEITUNG:

1. Startposition: Lege dich seitlich an eine Wand. Unter dir sollte eine Matte liegen, um es bequemer zu machen. Ein Arm ist gebeugt, damit dein Kopf und Nacken darauf ruhen können. Der andere Arm liegt um die obere Hüfte.
2. Beide Beine sind gestreckt, wobei das obere Bein idealerweise auf der Fußleiste ruht.
3. Erreiche eine neutrale Rückenposition und drehe dein oberes Bein so, dass deine Zehen zur Decke zeigen. Spanne deine Gesäßmuskeln an und schiebe das obere Bein langsam an der Wand nach oben, ohne dass die Ferse die Wand verlässt.
4. Halte diese Position 2-3 Sekunden und kehre dann langsam in die Ausgangsposition zurück.

TRAININGSZIEL: Die Übung zielt darauf ab, die Hüft- und Gesäßmuskulatur zu stärken und zu formen.

TRAININGSEMPFEHLUNG: Beginne mit 15-20 Wiederholungen in 2 Sätzen. Trainiere mit hohen Wiederholungszahlen.

TIPP: Für eine zusätzliche Herausforderung kannst du ein Widerstandsband oder Gewichtsmanschetten hinzufügen. Diese Variationen erhöhen die Intensität der Übung und fordern deine Muskeln stärker heraus.

05 WAND-BRIDGE

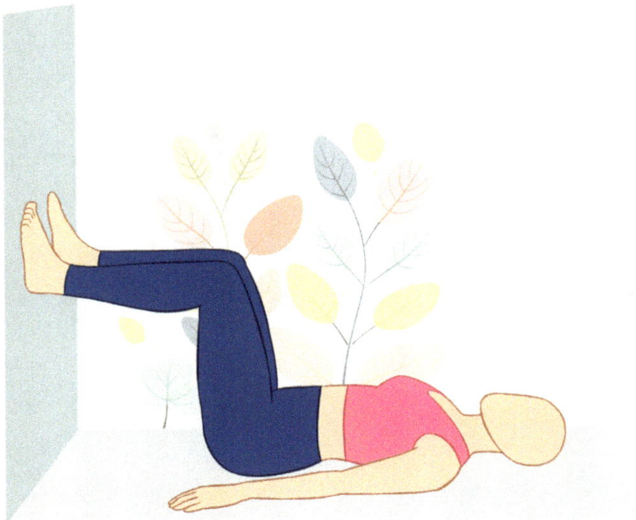

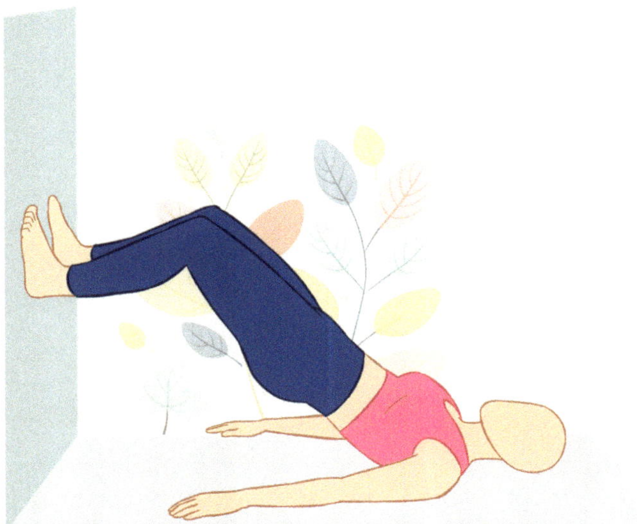

WAND-BRIDGE: INTENSIVIERUNG DER KLASSISCHEN BRIDGE-ÜBUNG

Die Wand-Bridge ist eine Variation der traditionellen Bridge-Übung, die durch die Nutzung der Wand die Gesäßmuskulatur noch intensiver beansprucht. Zusätzlich verbessert diese Übung die Beweglichkeit der Hüften und fördert die Durchblutung, während sie Bauch und Oberschenkel strafft.

SCHRITT-FÜR-SCHRITT-ANLEITUNG:

1. Startposition: Lege dich mit dem Rücken auf den Boden und platziere deine Fußsohlen an einer Wand. Die Füße sind hüftbreit auseinander, die Knie gebeugt, sodass die Beine einen 90-Grad-Winkel bilden und die Oberschenkel senkrecht zum Boden stehen.
2. Spanne die Gesäßmuskeln an und hebe deine Hüften so hoch wie möglich. Stell dir vor, du möchtest mit deinem Bauch die Decke berühren.
3. Senke die Hüften langsam ab und kehre in die Ausgangsposition zurück.

TRAININGSZIEL: Ziel der Übung ist es, die Gesäßmuskulatur sowie die Körpermitte zu straffen und zu stärken.

TRAININGSEMPFEHLUNG: Führe die Übung in 2 bis 3 Sätzen mit jeweils 10 bis 16 Wiederholungen durch.

TIPP: Achte darauf, dass du während der gesamten Bewegung die Spannung im Gesäß und im Rumpf beibehältst. Hebe die Hüften kraftvoll an, ohne Schwung zu nutzen. Genieße das Gefühl, die Arbeit deiner Muskeln zu spüren. Dies ist ein wertvoller Moment nur für dich und deinen Körper.

06 WANDSCHERE

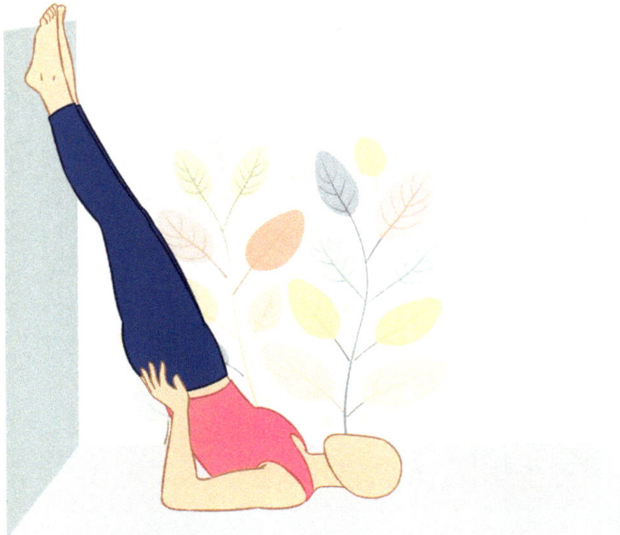

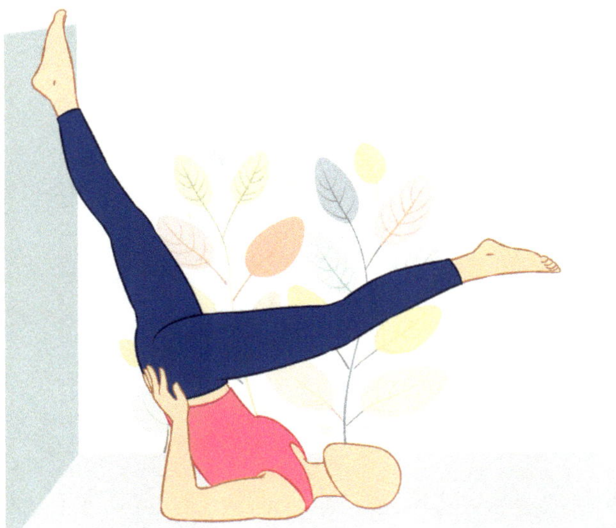

WANDSCHERE: TRAINING FÜR BEIN- UND BAUCHMUSKULATUR

Die Wandschere ist eine effektive Übung zur Kräftigung der Bein- und Bauchmuskulatur. Sie verbessert zudem die Beinbeweglichkeit und die Rumpfstabilität.

SCHRITT-FÜR-SCHRITT-ANLEITUNG:

1. Startposition: Lege dich mit dem Rücken auf den Boden, sodass deine Hüften direkt an der Wand liegen. Deine Beine sind gestreckt und liegen flach an der Wand.
2. Stütze deine Hüften mit den Händen, indem du deine Handflächen auf die Hüften legst und sie leicht anhebst.
3. Senke langsam dein rechtes Bein von der Wand weg, während das linke Bein an der Wand bleibt. Wechsle dann die Seite.

TRAININGSZIEL:

Ziel der Übung ist es, die Bein- und Bauchmuskulatur zu stärken und gleichzeitig die Beweglichkeit und Flexibilität der Beine zu verbessern.

TRAININGSEMPFEHLUNG:

Führe zwei Sätze von jeweils 10 Wiederholungen für jedes Bein durch. Achte darauf, die Bewegungen ruhig und kontrolliert auszuführen.

TIPP:

Halte während der gesamten Übung die Bauchmuskulatur angespannt. Dies unterstützt nicht nur deine Stabilität, sondern intensiviert auch das Training deiner Körpermitte. Bewege deine Beine so weit von der Wand weg, wie es für dich angenehm ist. Mit regelmäßigem Training wird sich deine Flexibilität stetig verbessern.

VARIATIONEN:

- Für Einsteiger: Rutsche etwas weiter von der Wand weg und stütze deine Hüften mit deinen Händen, während du die Scherenbewegung durchführst.
- Für Fortgeschrittene: Bringe deine Hüften näher zur Wand und stütze dich mit den Händen ab. Laufe mit deinen Füßen die Wand hinauf, bevor du die Scherenbewegung ausführst, um die Übung anspruchsvoller zu gestalten.

07 BEINKREISEN

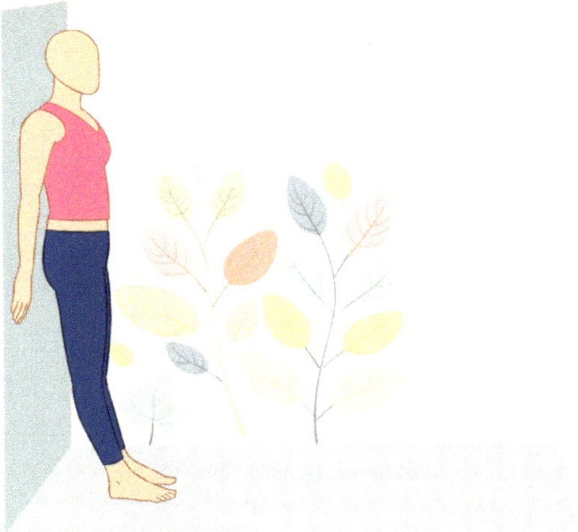

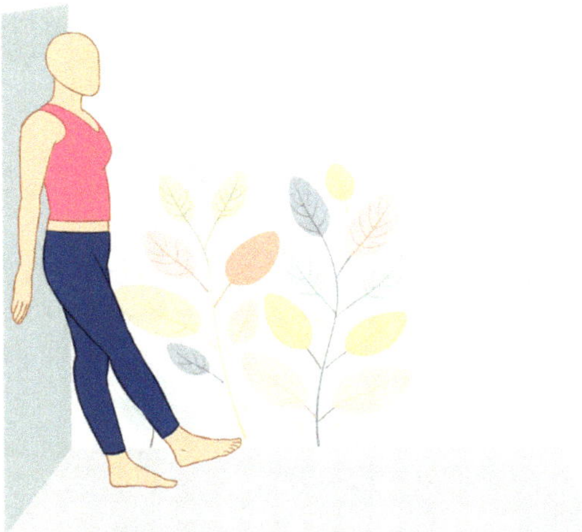

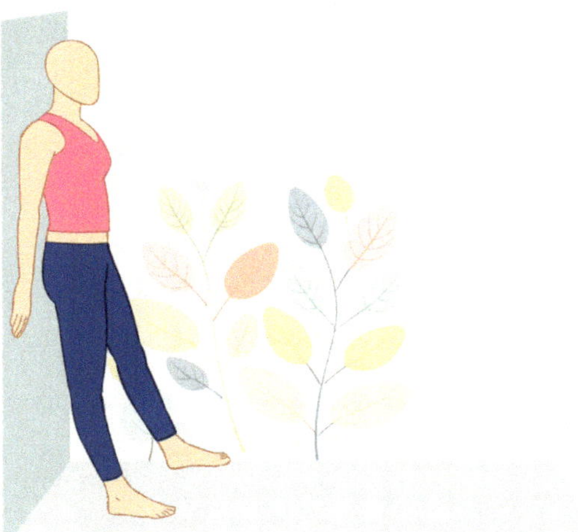

BEINKREISEN: STÄRKUNG UND FLEXIBILITÄT

Das Beinkreisen ist eine effektive Übung zur Stärkung des Rumpfbereichs, der Quadrizeps und der Kniebeugersehnen. Es fördert zudem ein gesundes Hüftgelenk und verbessert die allgemeine Beweglichkeit.

SCHRITT-FÜR-SCHRITT-ANLEITUNG:

1. Startposition: Stelle dich einige Zentimeter von der Wand entfernt auf, mit hüftbreit auseinanderstehenden Füßen und den Handflächen zur Wand gerichtet. Wenn du eine größere Herausforderung suchst, rücke näher an die Wand heran.
2. Hebe das rechte Bein an, ohne das Gewicht zu verlagern. Drücke den linken Fuß fest in den Boden und lass das rechte Bein nach vorne schweben.
3. Beginne, das rechte Bein in der Hüftpfanne zu kreisen.
4. Richtungswechsel: Achte darauf, dass Hüften, Rippenkorb und Brust gleichmäßig zur Wand ausgerichtet bleiben. Kehre dann die Kreisrichtung um.
5. Halte den Fuß entspannt und das Knie gestreckt. Der Fokus liegt auf der Bewegung im Becken.
6. Lass das rechte Bein wieder hinunter schweben und wiederhole den Vorgang mit dem linken Bein.
7. Setze den linken Fuß wieder auf den Boden zurück.

TRAININGSZIEL: Das Ziel dieser Übung ist es, den Rumpf und die Beinmuskulatur zu kräftigen und die Hüftgelenke geschmeidig zu halten. Sie fördert auch Konzentration und Kontrolle.

TRAININGSEMPFEHLUNG: Beginne mit 10 bis 15 Wiederholungen auf jeder Seite. Starte mit kleinen Kreisen und steigere mit wachsender Kraft den Durchmesser der Kreise.

TIPP: Achte darauf, während der gesamten Übung die Rumpfmuskulatur anzuspannen. Dies verbessert nicht nur deine Stabilität, sondern intensiviert auch den Trainingseffekt für die Bauchmuskulatur. Wichtig ist, dass du die Bewegung kontrolliert und präzise ausführst, um das Beste aus der Übung herauszuholen.

08 WAND-SLIDES

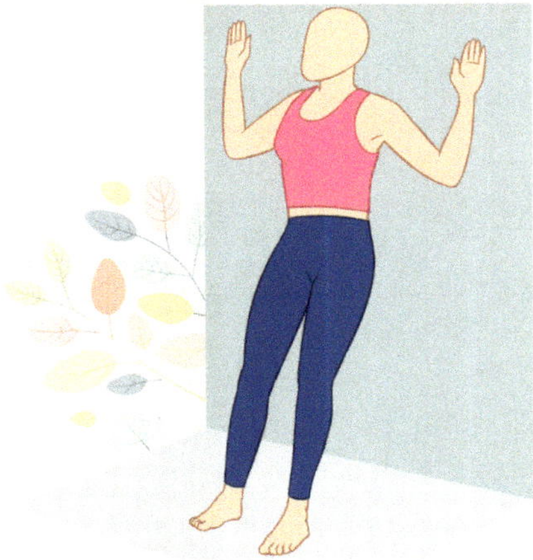

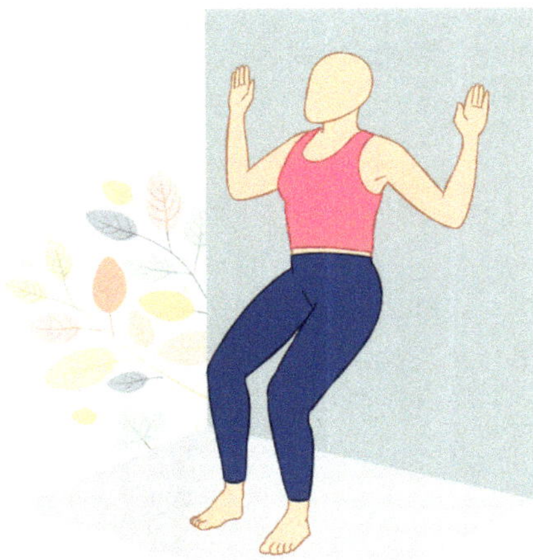

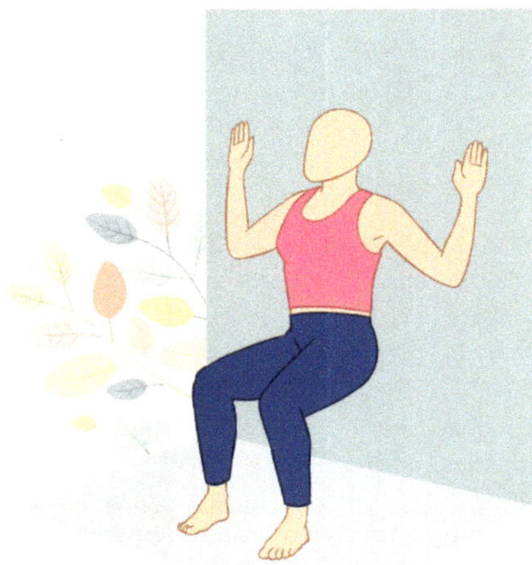

WAND-SLIDES: STÄRKUNG VON QUADRIZEPS, GESÄSS UND WADEN

Wand-Slides sind eine ausgezeichnete Übung für Anfänger, um die Kraft in den Quadrizeps, Gesäßmuskeln und Waden zu verbessern. Diese Übung, bei der die Füße ständig den Boden berühren, ist auch effektiv zur Verbesserung des Gleichgewichts und der Haltung und wird oft in der Physiotherapie eingesetzt.

SCHRITT-FÜR-SCHRITT-ANLEITUNG:

1. Startposition: Stehe aufrecht mit dem Rücken gegen eine Wand und die Füße schulterbreit auseinander.
2. Hebe deine Arme und drücke deine Schulterblätter gegen die Wand. Die Rückseite deiner Hände sollte gegen die Wand gedrückt sein, die Daumen in Höhe deines Kopfes. Dein Oberarm, vom Ellbogen bis zur Schulter, sollte senkrecht zum Boden stehen.
3. Atme ein und beuge langsam die Knie, während du mit dem Rücken an der Wand hinuntergleitest, bis die Knie in einem 45-Grad-Winkel gebeugt sind. Strecke dabei die Ellbogen, sodass die Arme gerade über dem Kopf ausgestreckt sind, aber immer noch an der Wand.
4. Halte diese Position für 5 Sekunden.
5. Atme aus und strecke die Knie, um wieder nach oben zu gleiten, bis du wieder völlig aufrecht stehst und die Ellbogen in ihre Ausgangsposition zurückkehren.

TRAININGSZIEL: Das Hauptziel dieser Übung ist es, die Stärke in den Oberschenkeln, Gesäßmuskeln und Waden zu verbessern, während gleichzeitig das Gleichgewicht und die Körperhaltung gefördert werden.

TRAININGSEMPFEHLUNG: Beginne mit 5 Wiederholungen pro Satz und steigere dich schrittweise auf 10 bis 15 Wiederholungen pro Satz, sobald du mehr Stärke in den Quadrizeps entwickelst.

TIPP: Achte darauf, dass der Rücken während der gesamten Übung flach an der Wand bleibt. Wenn die Oberschenkel zu brennen beginnen, ist das ein Zeichen dafür, dass die Muskeln arbeiten. Höre jedoch immer auf deinen Körper; wenn es sich zu intensiv anfühlt, mache eine kurze Pause.

09 WAND-ROLL-DOWN

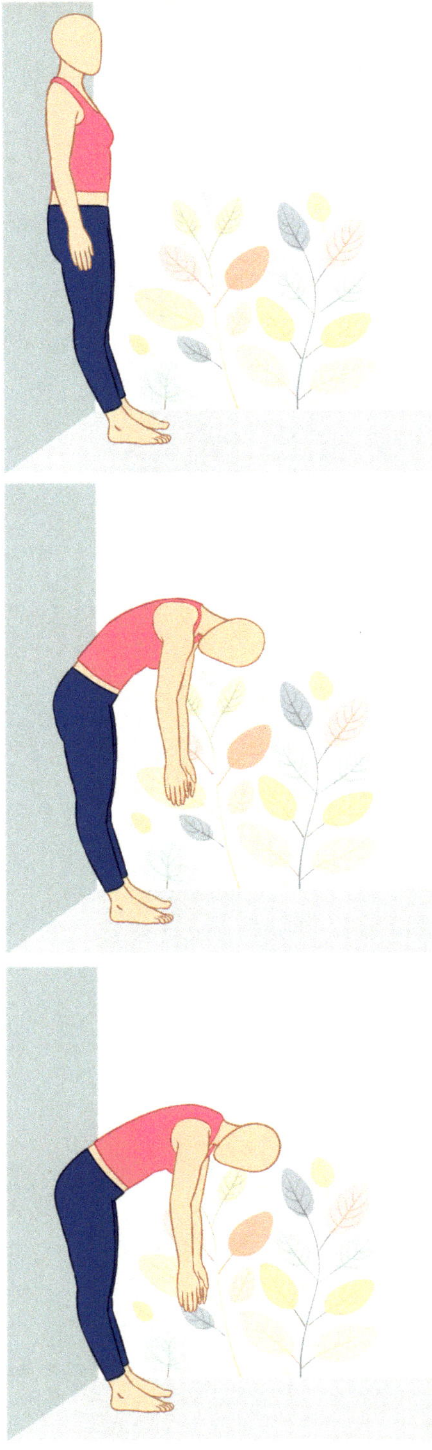

WAND-ROLL-DOWN: AKTIVIERUNG DER BAUCHMUSKULATUR UND ENTSPAN NUNG DER SCHULTERN

Der Wand-Roll-Down ist eine ausgezeichnete Übung für Pilates-Anfänger, um das gezielte Aktivieren der Bauchmuskulatur zu üben und gleichzeitig die Schultern zu entspannen, einen Bereich, in dem viele Menschen ihre Alltagsspannungen speichern. Diese Übung eignet sich hervorragend, um Stress abzubauen und die Haltung zu verbessern.

SCHRITT-FÜR-SCHRITT-ANLEITUNG:

1. Startposition: Stelle dich aufrecht mit dem Rücken an die Wand. Dein Rücken sollte an der Wand liegen. Deine Füße sollten etwa 15 bis 25 cm von der Wand entfernt sein.
2. Aktiviere deine Bauchmuskeln und lasse die Schultern entspannt. Atme tief ein.
3. Gib deinem Kopf ein leichtes Nicken und beginne, dich Wirbel für Wirbel von der Wand weg zu rollen, dabei atmest du aus. Deine Arme bewegen sich im Gleichklang mit deinem Körper und bleiben parallel zu deinen Ohren.
4. Rolle so weit nach vorne, dass deine Hüften noch Kontakt zur Wand haben, um auch die Rückseite deiner Oberschenkel zu dehnen. Atme dabei tief ein.
5. Beim Ausatmen beginne, dich mit Hilfe deiner Bauchmuskulatur wieder aufzurichten. Setze dabei jeden Wirbel behutsam an die Wand zurück.
6. Wenn du fast wieder aufrecht stehst, lasse die Schultern leicht nach unten sinken und öffne die Brust.

TRAININGSEMPFEHLUNG:

Führe diese Übung fließend und mit Bewusstsein für jede einzelne Bewegung aus. Koordiniere die Bewegungen mit deinem Atemrhythmus. Bei konzentrierter Ausführung reichen 6 Wiederholungen aus.

TIPP:

Achte darauf, die Bewegungen fließend und gleichmäßig auszuführen. Jeder Wirbel sollte während der Bewegung spürbar sein. Die tiefe Atmung und volle Konzentration intensivieren die wohltuende Wirkung dieser Übung auf deinen Körper.

10 WAND-TRIZEPS-PUSH-UPS

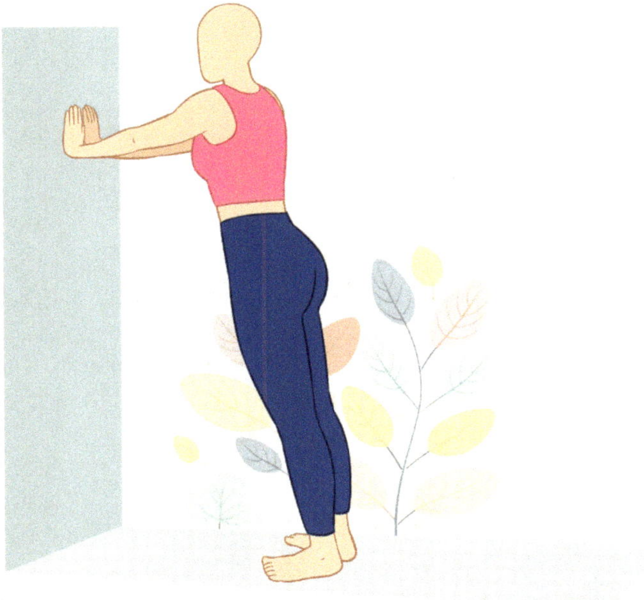

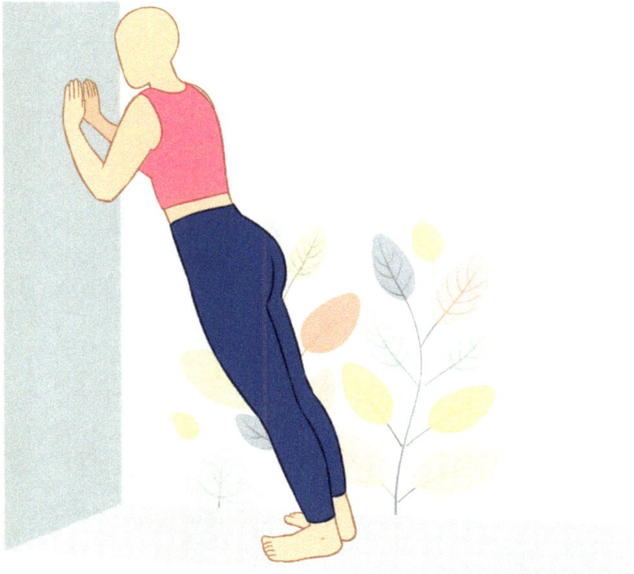

WAND-TRIZEPS-PUSH-UPS: GEZIELTE STÄRKUNG DER HINTERARME

Wand-Trizeps-Push-ups sind eine effektive Übung, um speziell den Trizeps zu trainieren und zu kräftigen. Im Gegensatz zu den herkömmlichen Wand-Liegestützen, bei denen die Hände weiter auseinander an der Wand positioniert werden, werden bei dieser Übung die Hände nur schulterbreit angesetzt. Dies fokussiert das Training auf die Trizepsmuskulatur und hilft, die Hinterarme zu straffen.

SCHRITT-FÜR-SCHRITT-ANLEITUNG:

1. Positionierung: Stelle dich einige Schritte von einer Wand entfernt auf.
2. Setze deine Hände etwa schulterbreit an die Wand.
3. Halte die Arme parallel zu deinen Seiten. Beuge die Ellbogen und nähere dich mit deinem Körper der Wand, bis die Ellbogen einen 90-Grad-Winkel bilden.
4. Drücke dich dann zurück in die Ausgangsposition und wiederhole die Übung. Achte darauf, den Rücken gerade zu halten.

TRAININGSEMPFEHLUNG:

Anfänger können mit 10 Wiederholungen in 4 Sätzen starten. Fortgeschrittene machen 20 Wiederholungen in 4 Sätzen und Experten können 30 Wiederholungen in 4 Sätzen anstreben. Erhöhe die Anzahl der Wiederholungen allmählich, sobald du dich sicher und komfortabel fühlst.

TIPP:

Achte darauf, den Rücken während der gesamten Übung gerade zu halten, um Fehlbelastungen zu vermeiden und den optimalen Trainingseffekt zu erzielen. Wand-Trizeps-Push-ups sind besonders effektiv für die gezielte Kräftigung der Trizepsmuskulatur, ohne den Druck des gesamten Körpergewichts, wie bei herkömmlichen Liegestützen. Sie sind ideal für alle, die ihre Arme gezielt formen und stärken möchten.

11 EINBEINIGES KREUZHEBEN MIT WANDSTÜTZE

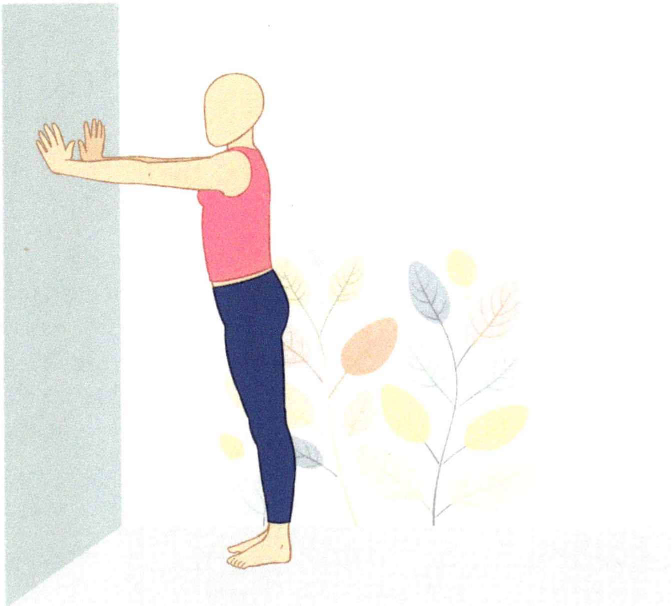

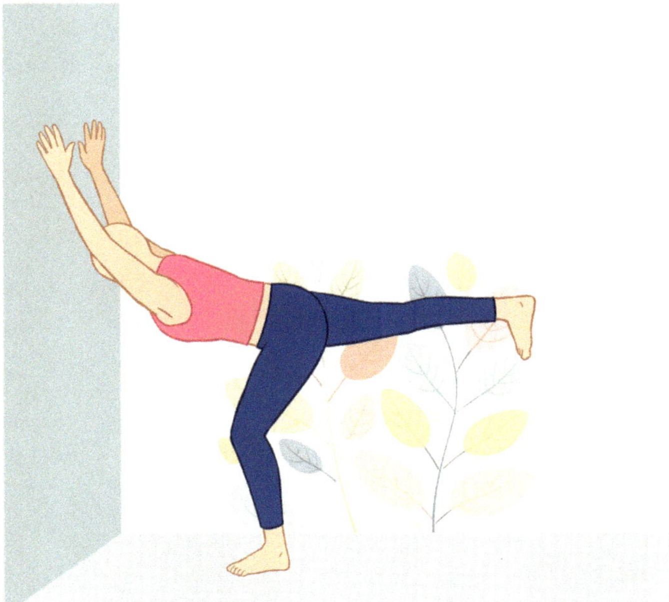

EINBEINIGES KREUZHEBEN MIT WAND STÜTZE: STÄRKUNG DER HINTEREN OBERSCHENKEL UND DES UNTEREN RÜCKENS

Das einbeinige Kreuzheben mit Wandstütze ist eine gute Übung zur Stärkung des hinteren Oberschenkels und des unteren Rückens. Diese Übung aktiviert zudem Bereiche der hinteren Muskelkette, wie die Gesäßmuskulatur.

SCHRITT-FÜR-SCHRITT-ANLEITUNG:

1. Positionierung: Stelle dich vor eine Wand und lege deine Hände in Schulterhöhe gegen die Wand.
2. Stehe fest auf einem Bein und strecke das andere Bein hinter dir aus.
3. Beuge das Standbein leicht und halte den Rücken gerade.
4. Balance und Dehnung: Nutze die Wand als Balancestütze und drücke dich leicht von ihr ab, um tiefer in die Dehnung zu gehen.

TRAININGSZIEL: Ziel der Übung ist es, den hinteren Oberschenkel und den unteren Rücken zu stärken, sowie die Gesäßmuskulatur zu aktivieren

TRAININGSEMPFEHLUNG: Führe 5 - 8 Wiederholungen durch und wiederhole das Ganze in 3 Sätzen.

TIPP: Achte darauf, dass der Fuß des Standbeins fest auf dem Boden bleibt und das Knie nicht über die Zehenspitzen hinausragt. Dies schont das Gelenk und sorgt für eine effektive Übungsausführung. Richte den Fokus auf die präzise Ausführung jeder Bewegung, um die maximale Wirkung zu erzielen.

4.3

Stretch & Relax:

DEHNPROGRAMM FÜR DEN GANZEN KÖRPER

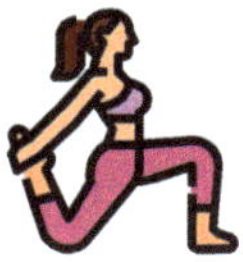

Stell dir vor, du kommst nach einem langen, anstrengenden Tag nach Hause. Deine Muskeln sind angespannt und fühlen sich müde an, Verspannungen haben sich vielleicht im Nacken oder in den Schultern festgesetzt. Genau für solche Momente ist unser Stretching-Programm gedacht! Dehnübungen sind ein effektiver Weg, um Muskelverspannungen zu lösen, die Beweglichkeit zu verbessern und gleichzeitig für tiefe Entspannung zu sorgen.

In diesem Kapitel konzentrieren wir uns auf Übungen, die deine Muskeln nicht nur länger und gelockert anfühlen lassen, sondern auch deinem Geist eine wohlverdiente Pause gönnen. Es geht dabei um mehr als nur körperliche Entspannung – wir zielen auch auf mentale Erholung ab. Jede Übung wird so beschrieben, dass du sie leicht nachvollziehen und genau verstehen kannst, welcher Muskel dabei gedehnt wird. Das Beste daran? Diese Übungen sind so konzipiert, dass du sie überall durchführen kannst – sei es im Büro, zu Hause oder sogar im Park.

Begleite uns durch dieses Dehnprogramm und entdecke, wie du sowohl deinem Körper als auch deinem Geist eine erfrischende Auszeit gönnen kannst. Lass uns gemeinsam in eine Welt der Entspannung eintauchen, in der du lernst, wie du Verspannungen effektiv löst und gleichzeitig deinen Geist beruhigst.

01 WADENDEHNUNG

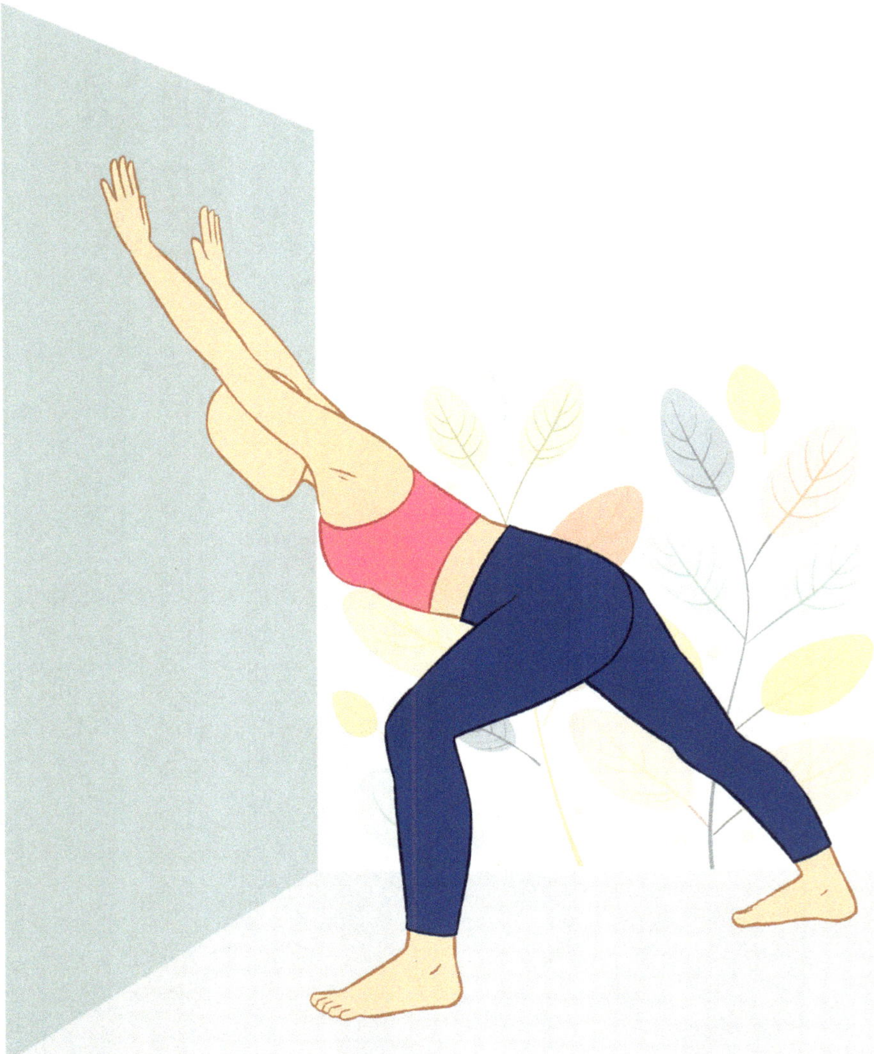

01

DEHNEN

WADENDEHNUNG

Die Wadendehnung ist eine wichtige Übung, um die Gruppe der Muskeln an der Rückseite des Unterschenkels zu lockern und zu dehnen. Diese Muskeln spielen eine zentrale Rolle beim Anheben des Fersenbereichs, beim Vorwärtsbewegen und bei der Stabilisierung von Knöcheln und Füßen. Die Wadendehnung im Wandpilates-Stil kann helfen, Flexibilität und Stabilität zu erhöhen und Verletzungen vorzubeugen.

SCHRITT-FÜR-SCHRITT-ANLEITUNG:

1. Positionierung: Stelle dich mit ausgestreckten Armen an eine Wand, wobei deine Zehen nach vorne zeigen.
2. Strecke dein rechtes Bein nach hinten und sorge dafür, dass der Fuß flach auf dem Boden bleibt.
3. Beuge dich leicht vor und biege langsam dein linkes Knie, bis du eine Dehnung in der hinteren Wade des gestreckten Beins spürst.
4. Halte die Position einige Sekunden und wechsle dann das Bein.

TRAININGSZIEL: Ziel der Übung ist es, die Flexibilität und Stabilität im Unterschenkelbereich zu steigern und Wadenkrämpfen sowie Muskelverspannungen vorzubeugen.

TRAININGSEMPFEHLUNG: Dehne jede Wade dreimal, wobei jede Dehnung 20-30 Sekunden gehalten wird. Diese Übung ist besonders effektiv nach einem Lauf, einem Unterkörper-Workout oder einer Wandpilates-Einheit.

TIPP: Achte darauf, dass der hintere Fuß während der gesamten Übung flach auf dem Boden bleibt, um eine optimale Dehnung der Waden zu erreichen. Atme tief und ruhig, um die Entspannung während der Dehnung zu fördern, und steigere die Intensität der Dehnung allmählich.

02 WANDDEHNUNG FÜR DIE BRUST

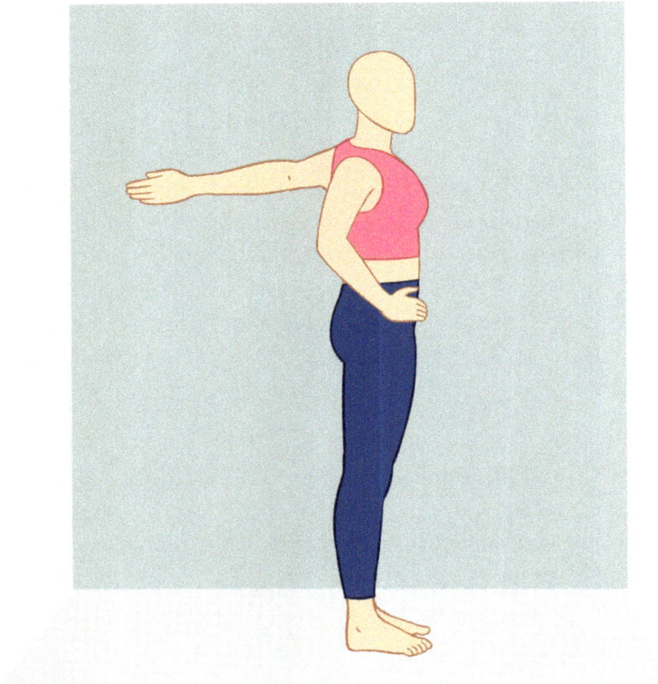

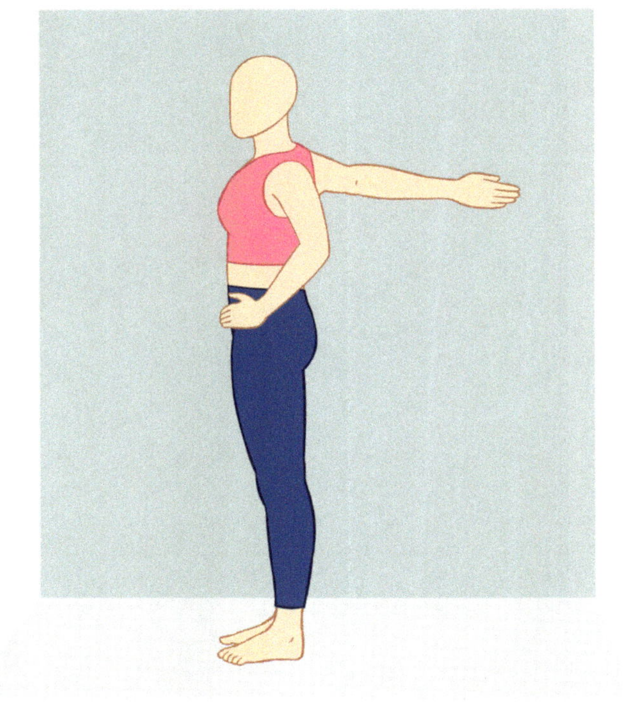

WANDDEHNUNG FÜR DIE BRUST: ÖFFNUNG UND FLEXIBILITÄT

Die Wanddehnung für die Brust ist eine wirksame Übung, um die Brustmuskulatur zu öffnen und zu dehnen. Sie lockert nicht nur die Bizeps- und Schultermuskulatur, sondern fördert auch die Flexibilität, verbessert die Durchblutung und optimiert die Körperhaltung.

SCHRITT-FÜR-SCHRITT-ANLEITUNG:

1. Positionierung: Stelle dich seitlich zur Wand und lege deine linke Handfläche an die Wand.
2. Drehe deinen Oberkörper langsam nach rechts und spüre die Dehnung in deiner Brust und in deinem linken Schulterbereich.
3. Halte diese Position für 15 bis 30 Sekunden und achte darauf, die Dehnung in der Brust zu spüren.
4. Wiederhole die Übung mit der rechten Seite.

TRAININGSZIEL: Ziel der Übung ist es, die Beweglichkeit im Brust- und Schulterbereich zu erhöhen und die Körperhaltung zu verbessern.

TRAININGSEMPFEHLUNG: Wiederhole diese Übung dreimal pro Seite, um die Flexibilität der Brustmuskulatur optimal zu fördern und Verspannungen im Oberkörperbereich zu lösen.

TIPP: Atme tief und ruhig ein, während du dehnst. Achte darauf, dass der Stretch in der Brust spürbar ist und nicht in den Armen. Um die Intensität der Dehnung zu erhöhen, versuche, deinen Körper weiter von der Wand wegzudrehen.

03 HAMSTRING-DEHNUNG

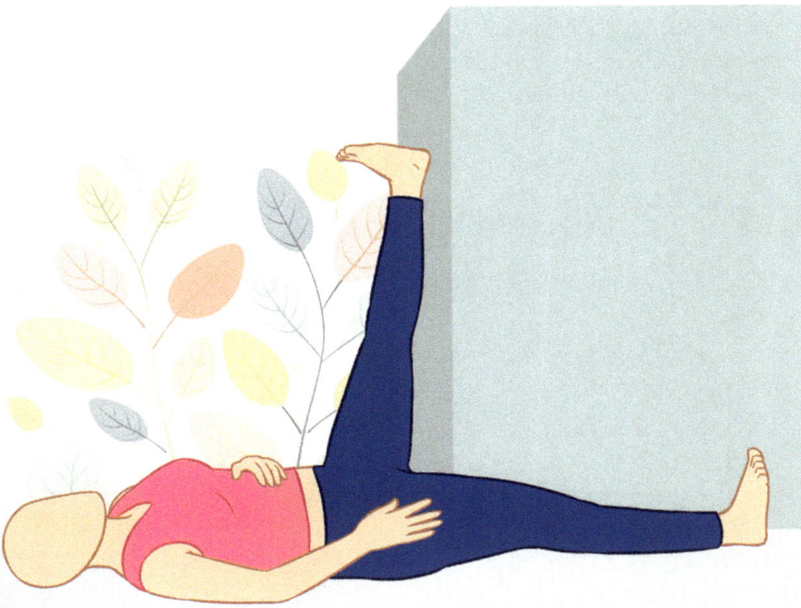

HAMSTRING-DEHNUNG: FÖRDERUNG DER FLEXIBILITÄT UND LINDERUNG VON RÜCKENSCHMERZEN

Die Dehnung der Hamstrings, also der hinteren Oberschenkelmuskulatur, ist eine äußerst effektive Übung. Sie hilft nicht nur bei der Linderung von Rückenschmerzen und der Verbesserung der Haltung, sondern beugt auch Muskelkater sowie Verletzungen vor. Zu feste und verspannte Hamstrings können Schmerzen im unteren Rückenbereich, in den Knien und in den Beinen verursachen.

SCHRITT-FÜR-SCHRITT-ANLEITUNG:

1. Positionierung: Leg dich mit dem Rücken an die Ecke einer Wand. Ein Bein liegt flach auf dem Boden, während das andere Bein die Wand hinaufgestreckt wird.
2. Drücke vorsichtig gegen das Knie des hochgelegten Beins, um es so gerade wie möglich und gleichzeitig angenehm zu halten.
3. Halte diese Position zu Beginn für 10 Sekunden und steigere die Dauer nach und nach auf bis zu 30 Sekunden.

TRAININGSZIEL: Ziel der Übung ist es, die Dehnung und Flexibilität der hinteren Oberschenkelmuskulatur zu erhöhen.

TRAININGSEMPFEHLUNG: Führe diese Dehnung mit jedem Bein einzeln durch, und wiederhole sie 4 bis 5 Mal für einen kompletten Satz.

TIPP: Atme während der Übung ruhig und tief durch. Wenn das hochgelegte Bein anfangs nicht ganz gerade ist, beuge es leicht und arbeite darauf hin, es mit der Zeit zu strecken. Diese Übung wird dir helfen, deine Flexibilität nach und nach zu steigern. Die Hamstring-Dehnung ist nicht nur effektiv, sondern fühlt sich auch fantastisch an!

04 QUADRIZEPS-DEHNUNG

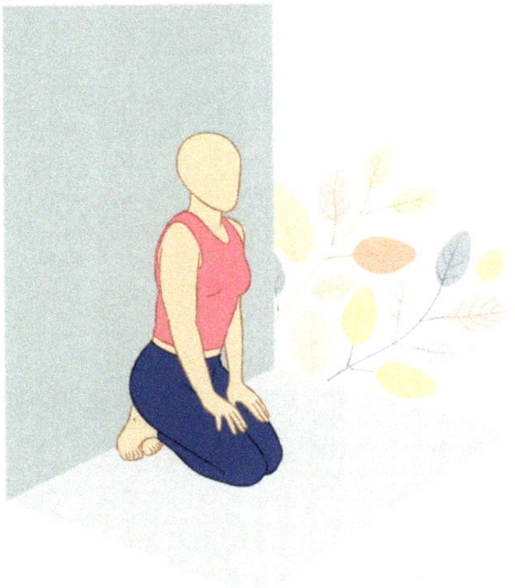

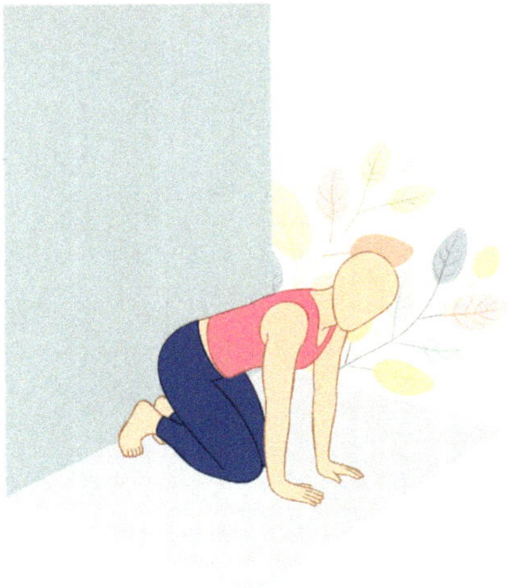

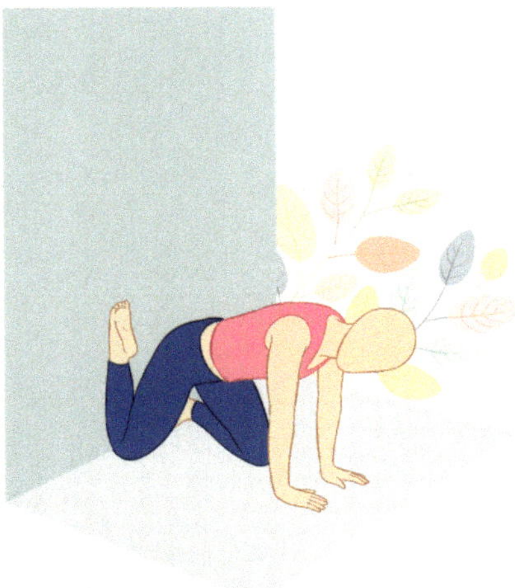

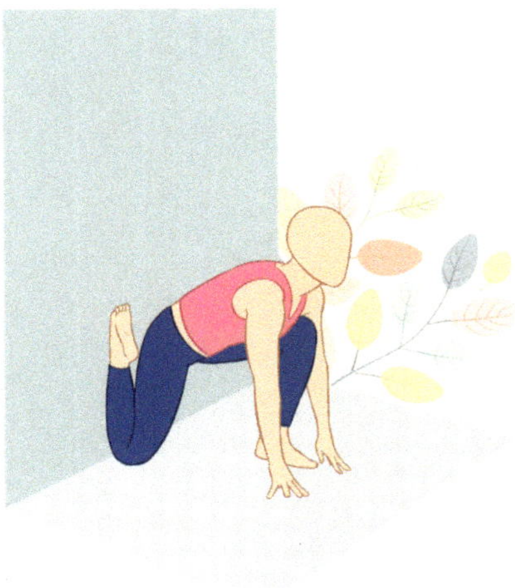

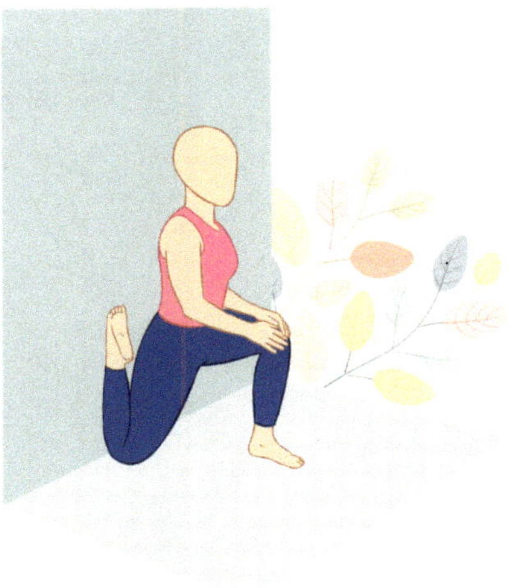

QUADRIZEPS-DEHNUNG: STEIGERUNG DER MOBILITÄT IN KNIE UND HÜFTE

Die Dehnung des Quadrizeps, der vorderen Oberschenkelmuskulatur, ist eine effektive Methode, um die Mobilität und Beweglichkeit in Knie- und Hüftgelenken zu verbessern. Eine verspannte Quadrizepsmuskulatur kann zu Schmerzen in Knien, Hüften und im unteren Rücken führen, weshalb regelmäßiges Dehnen so wichtig ist.

SCHRITT-FÜR-SCHRITT-ANLEITUNG:

1. Vorbereitung: Lege deine Matte an die Wand und falte sie gegebenenfalls doppelt für zusätzliche Polsterung und Komfort.
2. Anfangsposition: Knie dich mit den Händen und Knien auf die Matte, wobei du dich von der Wand wegdrehst.
3. Platziere dein rechtes Schienbein gegen die Wand, sodass dein rechter Fuß in Richtung Decke zeigt und das Knie den Boden berührt.
4. Stütze dich auf deine Fingerspitzen und hebe deinen Bauch leicht an, um den Rücken zu schützen und die Dehnung zu intensivieren.
5. Atme tief ein und aus, um dich zu entspannen und die Dehnung im rechten Quadrizeps zu spüren. Halte diese Position für 5 tiefe Atemzüge.
6. Wechsle dann die Seite und wiederhole die Übung mit dem linken Bein.

TRAININGSZIEL: Ziel der Übung ist es, die Dehnung und Flexibilität der vorderen Oberschenkelmuskulatur zu verbessern.

TRAININGSEMPFEHLUNG: Führe 3 Sätze mit jeweils 5 Wiederholungen pro Seite durch.

TIPP: Achte darauf, keine Schmerzen während der Übung zu verspüren. Es sollte eine angenehme Dehnung sein. Passe deine Position bei Bedarf an. Jede Übung sollte in deinem eigenen Tempo erfolgen – es geht nicht darum, wie weit du kommst, sondern um das Wohlbefinden während der Übung. Mit der Zeit wirst du eine Verbesserung deiner Flexibilität bemerken.

05 HERABSCHAUENDER HUND AN DER WAND

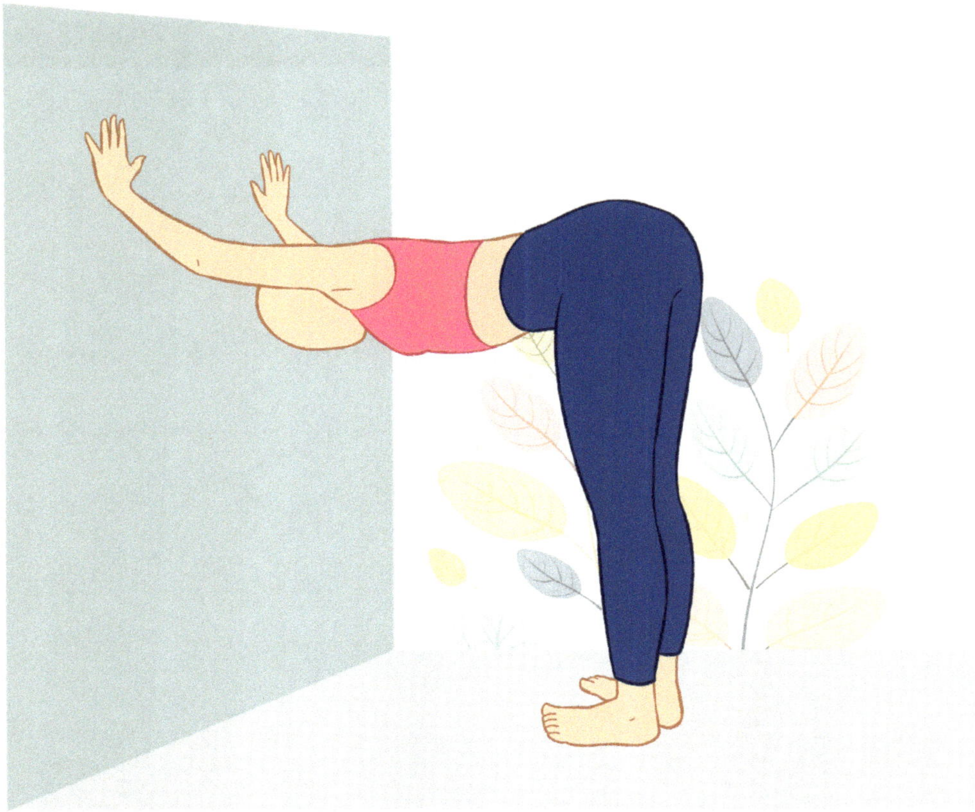

HERABSCHAUENDER HUND AN DER WAND: STÄRKUNG UND DEHNUNG

Der Herabschauende Hund an der Wand ist eine effektive Übung, die deine Handgelenke, Arme und Schultern stärkt, während sie gleichzeitig Handgelenke, Oberschenkelrückseiten und den Rücken dehnt. Diese Haltung ist ideal, um die negativen Effekte von längerem Sitzen entgegenzuwirken und die allgemeine Körperhaltung zu verbessern.

SCHRITT-FÜR-SCHRITT-ANLEITUNG:

1. Startposition: Beginne, indem du dich mit dem Gesicht zur Wand wendest und deine Handflächen auf Taillenhöhe gegen die Wand legst.
2. Gehe mit deinen Füßen nach hinten, bis dein Rücken flach und deine Beine gerade sind.
3. Stelle sicher, dass deine Hände direkt über deinen Hüften positioniert sind. Du solltest nun eine leichte Dehnung im Rücken und in den Rückseiten deiner Oberschenkel spüren.

TRAININGSZIEL: Ziel der Übung ist es, den oberen Rücken, die Arme und die Rückseiten der Oberschenkel zu stärken, während gleichzeitig Handgelenke und Rücken gedehnt werden.

TRAININGSEMPFEHLUNG: Halte diese Position für 10–30 Sekunden und wiederhole die Übung 2–3 Mal. Mit zunehmender Übung kannst du die Dauer allmählich erhöhen.

TIPP: Achte darauf, dass deine Fersen den Boden berühren. Wenn das zu Beginn schwierig ist, kein Problem! Deine Flexibilität wird sich mit der Zeit und regelmäßigem Training verbessern. Konzentriere dich auf eine gleichmäßige Atmung und eine korrekte Körperhaltung, um das Beste aus der Übung herauszuholen.

06 HORIZONTALE SCHULTERABDUKTION AN DER WAND

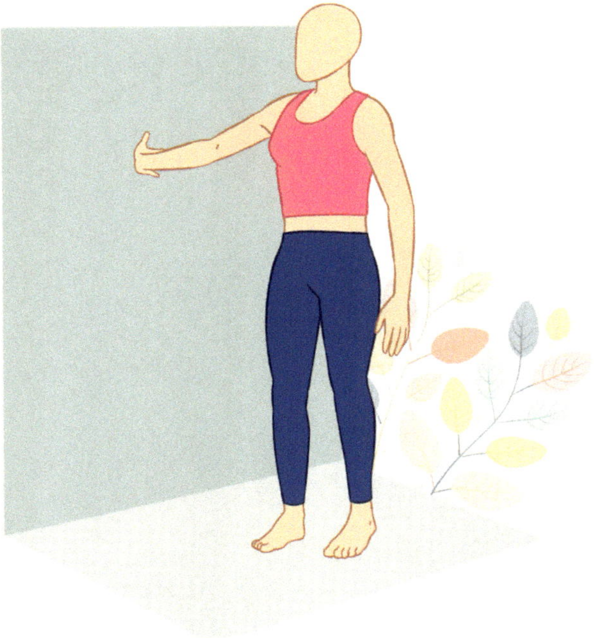

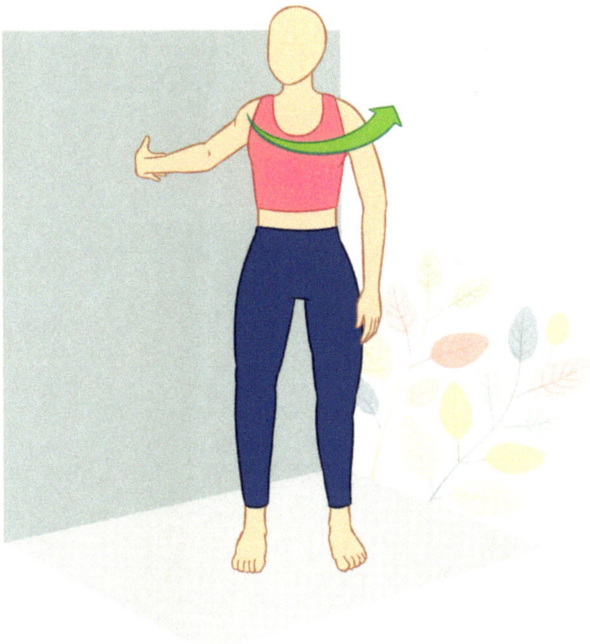

HORIZONTALE SCHULTERABDUKTION AN DER WAND: KRÄFTIGUNG UND FLEXIBILITÄT

Die horizontale Schulterabduktion an der Wand ist eine effektive Übung zur Stärkung der Schulter- und oberen Rückenmuskulatur. Das gezielte Trainieren dieser Muskeln unterstützt eine gute Haltung und hilft, Verletzungen bei alltäglichen Aktivitäten wie Heben oder Greifen vorzubeugen.

SCHRITT-FÜR-SCHRITT-ANLEITUNG:

1. Startposition: Beginne in einer aufrechten Stehposition und lege die Innenfläche deiner Hand flach an die Wand.
2. Gehe langsam vorwärts und drehe deinen Rumpf von der Wand weg, bis du eine Dehnung an der Vorderseite deiner Schulter und Brust spürst.
3. Drehe dich weiter von der Wand weg, um die Dehnungsintensität zu steigern.
4. Halte die Position für die empfohlene Zeit und löse dann die Dehnung langsam auf.

TRAININGSZIEL : Ziel der Übung ist es, die Schulter- und oberen Rückenmuskulatur zu stärken und gleichzeitig die Brust- und Schultermuskulatur zu dehnen. Dadurch wird die Beweglichkeit verbessert und eine gesunde Körperhaltung gefördert.

TRAININGSEMPFEHLUNG: Halte die Dehnung für 15-30 Sekunden und wiederhole die Übung 2-3 Mal pro Seite. Versuche mit der Zeit, die Dehnungsdauer schrittweise zu erhöhen.

TIPP: Achte darauf, während der Übung deinen Bauch fest anzuspannen, um den Rücken zu schützen. Gehe langsam und kontrolliert in die Dehnung hinein und wieder heraus, um Verletzungen zu vermeiden. Denke daran, dass eine sanfte und kontinuierliche Dehnung den besten Effekt erzielt.

07 RÜCKBEUGE AN DER WAND

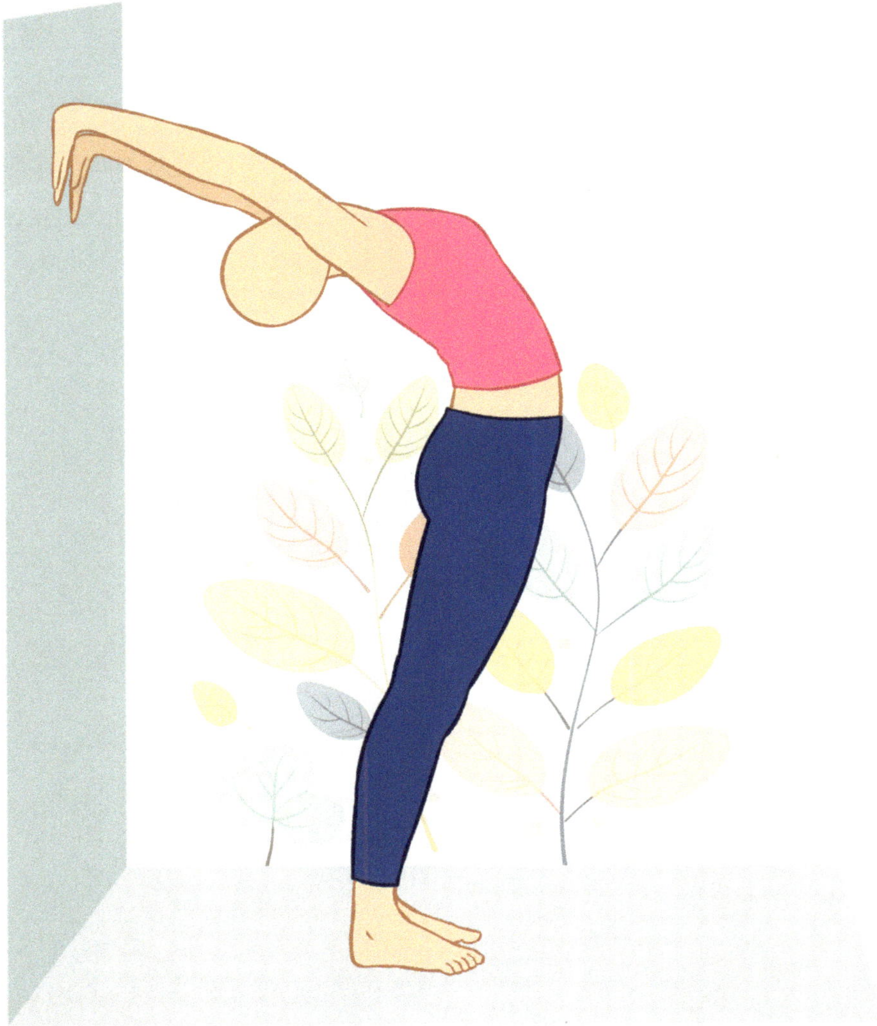

RÜCKBEUGE AN DER WAND: STÄRKUNG UND FLEXIBILITÄT DES RÜCKENS

Die Rückbeuge an der Wand stärkt den Rücken, die Schultern, die Brust und die Hüften. Sie verlängert die Wirbelsäule, erhöht die Flexibilität und verbessert die Mobilität, was zu einer guten Haltung beiträgt. Zudem hilft sie, Spannungen und Schmerzen zu lindern.

SCHRITT-FÜR-SCHRITT-ANLEITUNG:

1. Startposition: Stelle dich mit dem Rücken zur Wand, etwa 30 cm entfernt, und positioniere deine Füße etwa zwei Faustbreiten auseinander.
2. Rolle deine Schultern zurück und strecke den Hinterkopf und das Becken aus.
3. Atme tief ein und aus. Bei jedem Ausatmen verankere dich in deinen Füßen, beim Einatmen strecke dich.
4. Aktiviere beim Ausatmen deinen unteren Bauch. Stelle dir vor, zwischen den Oberschenkeln einen Block zu haben. Drücke die Oberschenkel gegen diesen Block und drücke die Füße fest auf den Boden.
5. Hebe die Arme über den Kopf, drehe die kleinen Finger zueinander und strecke dann die Hände zur Wand hinter dir.
6. Beginne, deine Brust zur Decke zu heben und die Fingerspitzen zur Wand hinter dir zu strecken.
7. Bleibe für drei bis fünf Atemzüge in dieser Position.
8. Komme beim Einatmen aus der Pose, indem du die Brust anhebst und die Hände von der Wand wegstreckst.

TRAININGSZIEL: Ziel der Übung ist es, die Flexibilität des gesamten Rückens zu verbessern, die Rücken- und Schultermuskulatur zu stärken und Spannungen zu lösen.

TRAININGSEMPFEHLUNG: Halte die Position so lange wie möglich und wiederhole die Übung 1–2 Mal.

TIPP: Achte darauf, bei Unbehagen im unteren Rückenbereich die Intensität zu reduzieren oder die Übung zu beenden. Das Zuhören auf den eigenen Körper ist bei dieser Übung besonders wichtig. Pass deine Bewegungen und Dehnungen immer an dein persönliches Wohlbefinden an.

08 HÜFTBEUGER-WANDDEHNUNG

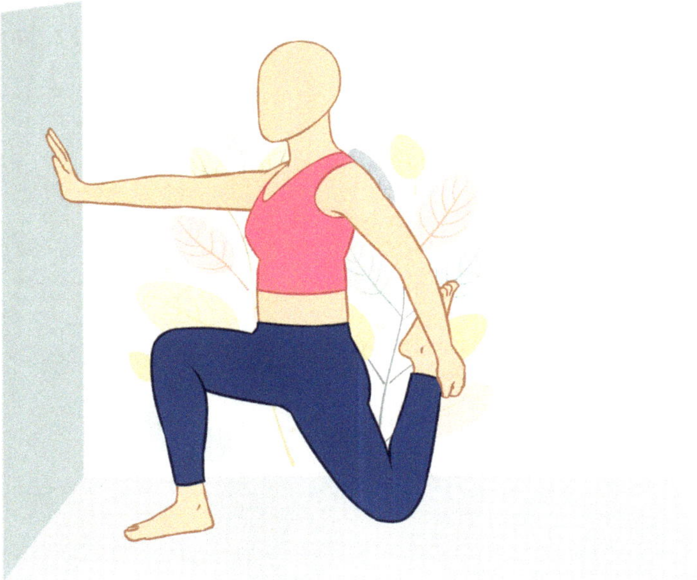

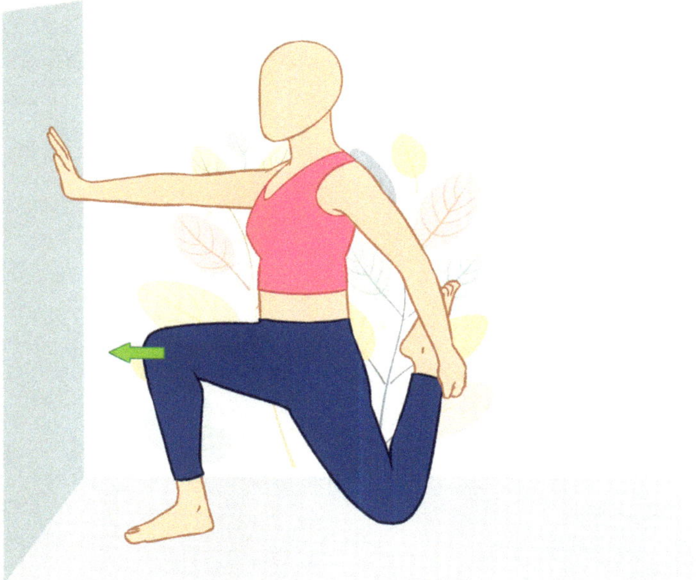

HÜFTBEUGER-WANDDEHNUNG: ERHÖHUNG DER FLEXIBILITÄT UND LINDERUNG VON HÜFTSTEIFIGKEIT

Diese Übung ist hervorragend geeignet, um den Hüftbeuger und die Oberschenkelvorderseite zu dehnen. Sie fördert die Beweglichkeit und Flexibilität in der Hüftregion und kann helfen, Hüftschmerzen oder -steifigkeit, die durch langes Sitzen oder intensive Aktivitäten entstehen, zu lindern.

SCHRITT-FÜR-SCHRITT-ANLEITUNG:

1. Vorbereitung: Lege deine Matte ein paar Schritte von einer Wand entfernt auf den Boden.
2. Knie dich mit dem rechten Knie auf die Matte und stelle den linken Fuß vor dir in Richtung Wand.
3. Greife mit der rechten Hand nach hinten und fasse deinen rechten Fuß.
4. Lege deine linke Hand auf die Wand vor dir und drücke leicht dagegen
5. Lehne dich für einige Sekunden nach vorne und beuge dich dann für ein paar Sekunden zurück. Führe diese Bewegung 10 Mal durch.
6. Wechsle nach 10 Wiederholungen die Seite.

TRAININGSZIEL: Das Ziel dieser Übung ist es, die Flexibilität und Beweglichkeit der Hüftbeuger zu erhöhen und die Oberschenkelmuskulatur zu dehnen.

TRAININGSEMPFEHLUNG: Führe die Übung mit 10 Wiederholungen auf jeder Seite durch und wiederhole das Ganze für insgesamt 3 Sätze.

TIPP: Achte darauf, dass deine Hüften immer parallel zum Boden bleiben und vermeide ein Hohlkreuz. Um die Dehnung zu intensivieren, kannst du den Fuß, den du hältst, sanft zu deinem Gesäß ziehen. Wichtig ist, dass die Dehnung angenehm bleibt und du bei Schmerzen eine Pause einlegst.

09 WAND-WIRBELSÄULENDREHUNG

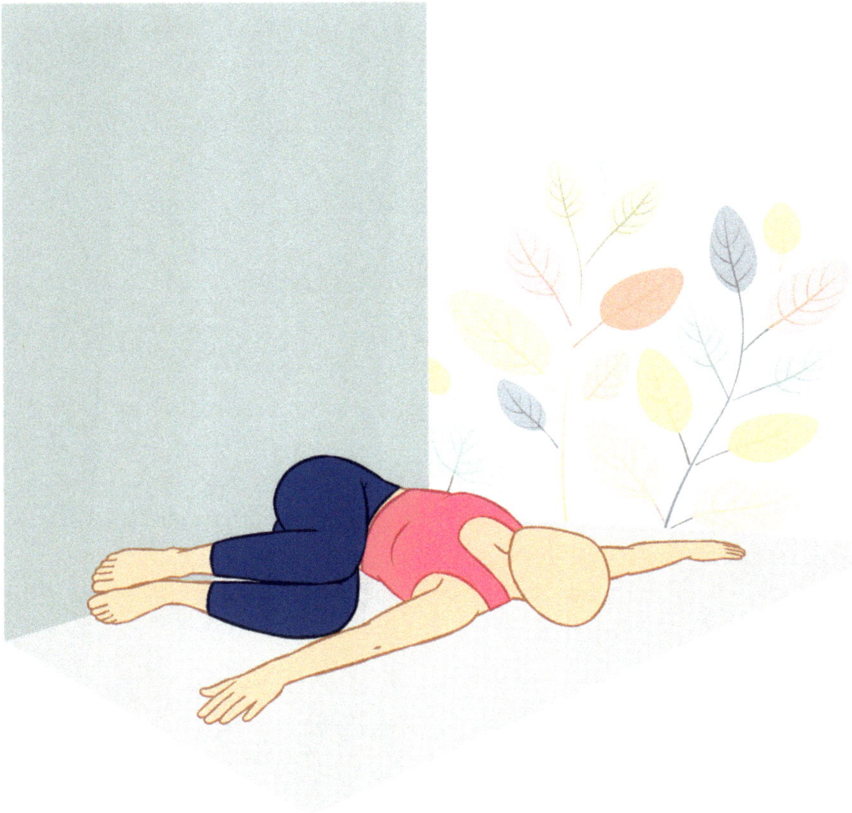

WAND-WIRBELSÄULENDREHUNG: FLEXIBILITÄT UND ENTGIFTUNG

Die Wand-Wirbelsäulendrehung ist eine hervorragende Übung zur Verlängerung der Wirbelsäule und der externen Hüftrotatoren. Sie entgiftet die inneren Organe und massiert das Bauchgewebe, was nicht nur die Flexibilität der Wirbelsäule verbessert, sondern auch die Verdauung fördert und Schmerzen im unteren Rückenbereich, in der Wirbelsäule und in den Hüften lindert.

SCHRITT-FÜR-SCHRITT-ANLEITUNG:

1. Positionierung: Setze dich so nah wie möglich an eine Wand.
2. Leg dich auf den Rücken, platziere deine Füße an der Wand und schiebe deinen Po so nah wie möglich zur Wand.
3. Strecke deine Füße gerade nach oben, sodass nur deine Fersen die Wand berühren.
4. Beuge beide Knie und senke sie zur linken Seite deines Brustkorbs, während deine Fersen weiterhin die Wand berühren.
5. Strecke deine Arme zu beiden Seiten in einer T-Position aus und schaue nach rechts.
6. Atme tief ein und aus, halte diese Position für mindestens fünf Atemzüge.
7. Hebe deine Knie an und rolle sie zur rechten Seite, während du nach links schaust. Halte auch hier für mindestens fünf tiefe Atemzüge.

TRAININGSZIEL: Ziel der Übung ist es, die Flexibilität und Mobilität der Wirbelsäule zu erhöhen, die inneren Organe zu entgiften und Schmerzen zu lindern.

TRAININGSEMPFEHLUNG: Halte jede Seite für mindestens fünf tiefe Atemzüge und wiederhole die Übung nach Bedarf.

TIPP: Achte darauf, während der gesamten Übung tief und gleichmäßig zu atmen. Dies fördert die Entspannung und intensiviert die Dehnung. Fokussiere dich auf die sanfte Drehung der Wirbelsäule und vermeide es, dich zu überdehnen.

10 WANDGESTÜTZTER HERAUFSCHAUENDER HUND

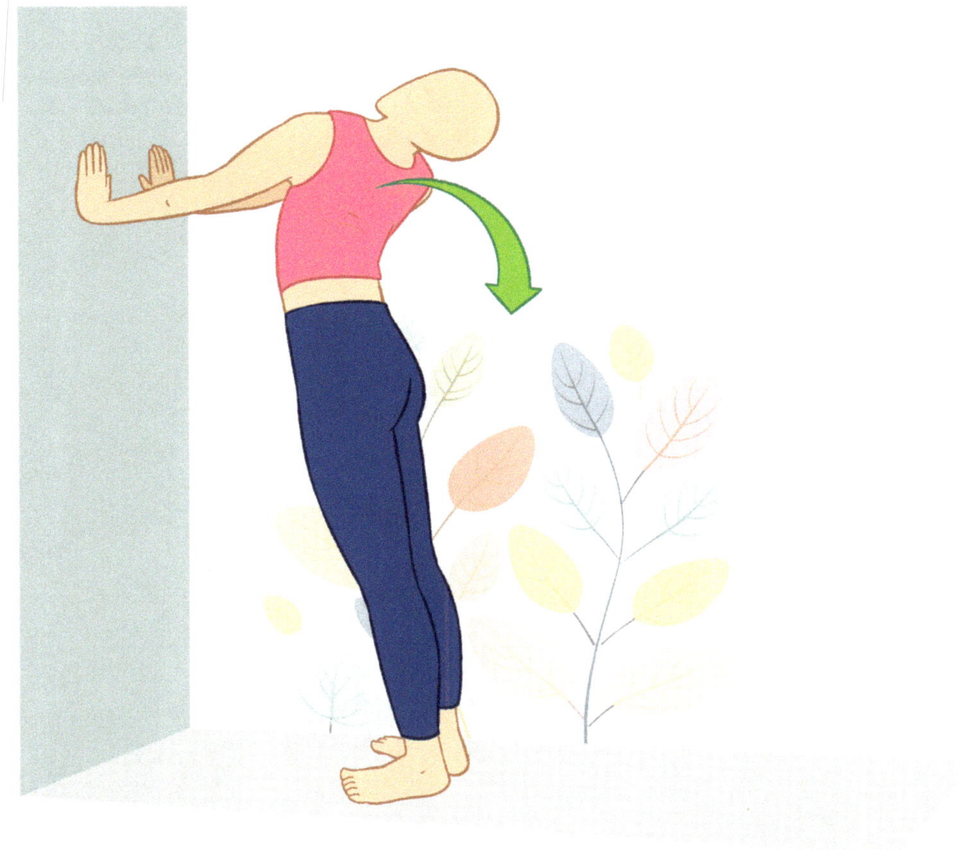

WANDGESTÜTZTER HERAUFSCHAUENDER HUND: STÄRKUNG UND ÖFFNUNG

Die Übung des hinaufschauenden Hundes, ausgeführt mit Wandstütze, stärkt die Handgelenke, Arme und den Rücken und öffnet die Brust. Diese Position ist besonders vorteilhaft, um der typischen "Bürohaltung" entgegenzuwirken, indem sie die Lunge befreit und das Herz öffnet.

SCHRITT-FÜR-SCHRITT-ANLEITUNG:

1. Startposition: Beginne, indem du mit schulterbreit auseinanderstehenden Füßen vor einer Wand stehst.
2. Lege deine Hände auf Schulterhöhe gegen die Wand.
3. Gehe mit deinen Füßen zurück, sodass sie etwas weiter von der Wand entfernt sind als deine Hüften.
4. Strecke deine Wirbelsäule, hebe deine Brust an und schaue nach oben.

TRAININGSZIEL: Ziel dieser Übung ist es, die Muskulatur des oberen Rückens, der Arme und der Handgelenke zu stärken, die Brust zu öffnen und die Lungenkapazität zu verbessern.

TRAININGSEMPFEHLUNG: Halte die Position für 10–30 Sekunden und wiederhole die Übung 2–3 Mal.

TIPP: Achte darauf, dass deine Hände fest gegen die Wand gedrückt sind. Versuche, den Abstand zwischen deinen Schulterblättern zu verringern, um den oberen Rücken zu aktivieren und die Brustöffnung zu maximieren. Konzentriere dich auf eine gleichmäßige Atmung, um die Entspannung und Öffnung zu fördern.

4.4

Im Gleichgewicht:

ÜBUNGEN FÜR KÖRPERSTABILITÄT UND BALANCE

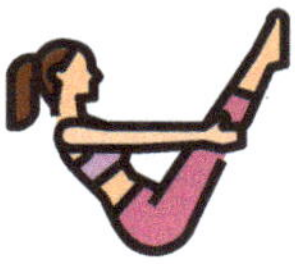

Das Gefühl, aus dem Gleichgewicht zu geraten, ist uns allen bekannt – ob im übertragenen Sinne im hektischen Alltag oder wortwörtlich bei der Ausführung einer anspruchsvollen Yoga-Pose. Doch Stabilität und Balance sind weit mehr als nur physische Fähigkeiten; sie sind essenzielle Grundpfeiler unserer körperlichen und geistigen Gesundheit. Sie beeinflussen unsere Haltung, unsere Bewegungsabläufe und tragen wesentlich zu unserem mentalen Wohlbefinden bei.

In diesem Kapitel widmen wir uns diesen beiden Schlüsselelementen: Stabilität und Balance. Wir werden erforschen, wie sie unseren Körper und Geist prägen und warum ihr Training so wichtig ist. Durch gezielte Wandpilates-Übungen stärken wir nicht nur unsere Kernmuskulatur, sondern schulen auch unseren Gleichgewichtssinn. Das Ergebnis? Ein körperlich starker, stabiler Zustand und ein geistig klarer, fokussierter Zustand.

01 KRIEGER III POSE

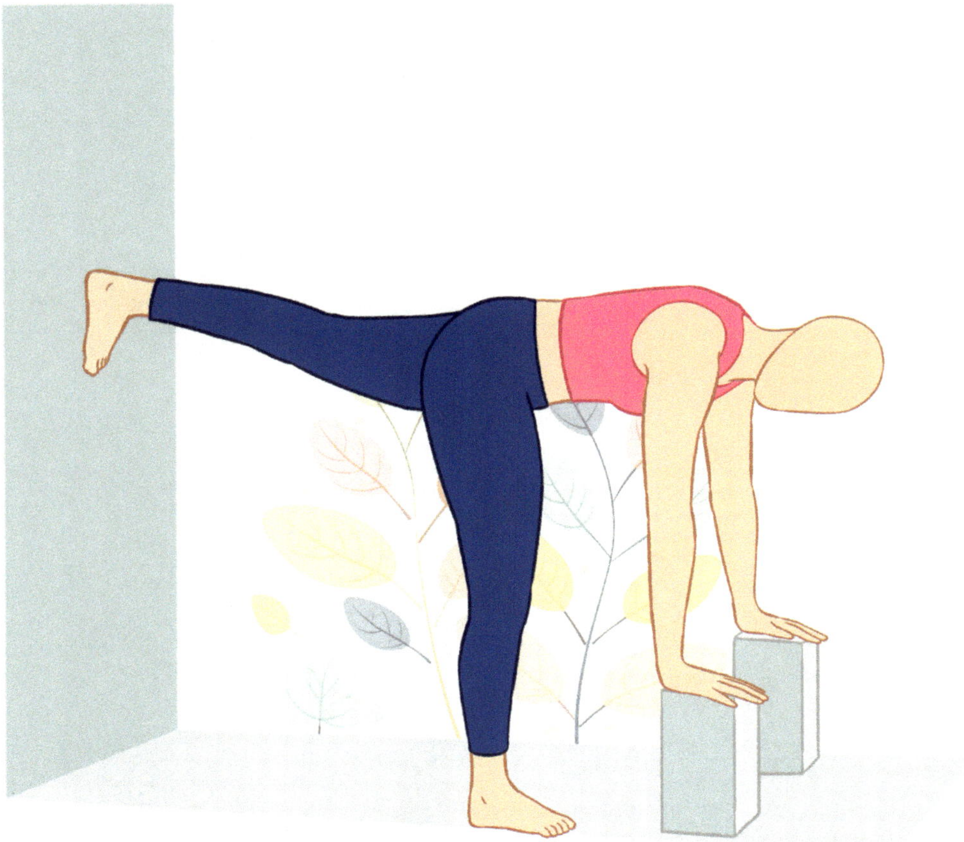

01

BALANCE

KRIEGER III POSE: FÖRDERUNG VON GLEICHGEWICHT UND KOORDINATION

Die Krieger III Pose ist eine ausgezeichnete Übung zur Stärkung des Gleichgewichts und der Koordination. Sie aktiviert die Beinmuskulatur, fördert die Stabilität des Rumpfes, stärkt die Rückenmuskulatur und verbessert die Körperhaltung.

SCHRITT-FÜR-SCHRITT-ANLEITUNG:

1. Startposition: Beginne in einer aufrechten Standposition. Platziere 2 Yoga-Blöcke vor dir, falls benötigt.
2. Stütze dich mit einer Hand auf den Yoga-Blöcken ab, falls du sie verwendest.
3. Hebe das Bein, das dem Block gegenübersteht, gerade nach hinten und strecke es aktiv aus.
4. Beuge dich vom Hüftgelenk nach vorne, bis dein Oberkörper parallel zum Boden ist, und halte das Gleichgewicht.
5. Halte dein Standbein stabil und den Fuß fest am Boden.
6. Strecke den freien Arm nach vorne, um die Balance und die Dehnung des Oberkörpers zu unterstützen.

TRAININGSZIEL: Ziel der Übung ist es, die Stabilität zu erhöhen, die Muskeln zu stärken und die Körperhaltung zu verbessern.

TRAININGSEMPFEHLUNG: Halte die Position so lange wie möglich und wiederhole die Übung 10 Mal, bevor du die Seite wechselst. Führe 2-3 Sätze auf jeder Seite durch.

TIPP: Wenn du Schwierigkeiten hast, das Gleichgewicht zu halten, konzentriere dich auf einen Punkt am Boden vor dir. Dies hilft, die Konzentration zu verbessern und das Gleichgewicht zu stabilisieren. Denke daran, die Bewegungen ruhig und kontrolliert durchzuführen und die Atmung gleichmäßig zu halten.

02 HALBER AUSFALLSCHRITT

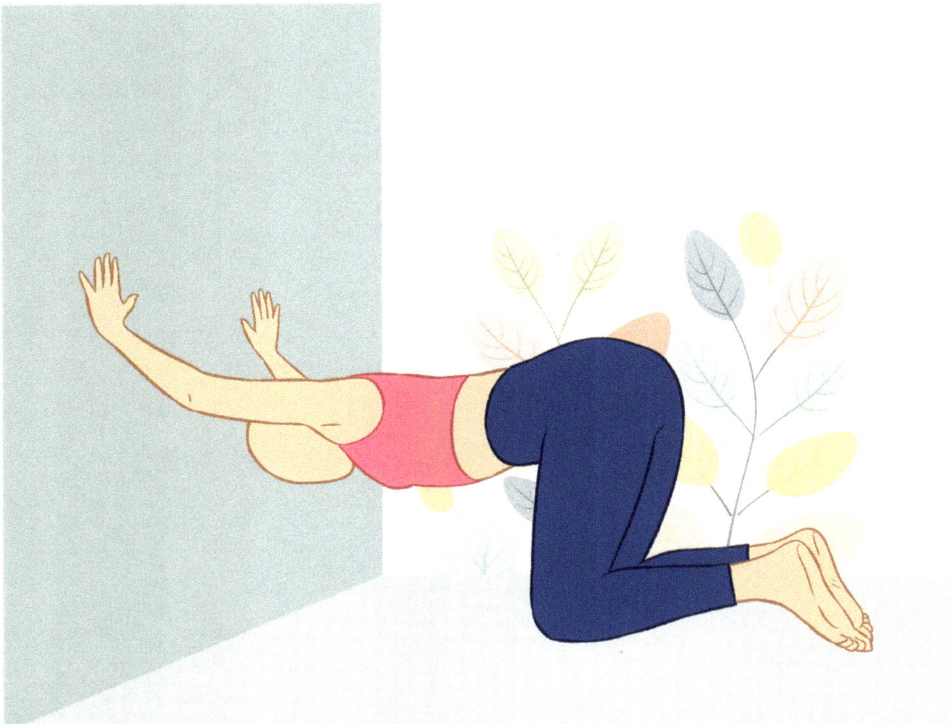

HALBER AUSFALLSCHRITT: KRÄFTIGUNG UND STABILISIERUNG DES UNTERKÖRPERS

Der halbe Ausfallschritt in Wandpilates-Manier zielt auf wichtige Muskeln des Unterkörpers ab, darunter die Gesäßmuskeln, Oberschenkel und die hintere Oberschenkelmuskulatur. Diese Übung verbessert nicht nur die Stabilisierung der Hüfte, sondern stärkt auch die Knie.

SCHRITT-FÜR-SCHRITT-ANLEITUNG:

1. Startposition: Stelle dich frontal vor die Wand und lege beide Handflächen zur Unterstützung an die Wand.
2. Stelle dein rechtes Bein nach hinten und drücke die rechte Handfläche gegen die Wand. Achte darauf, dass die Ferse unten bleibt.
3. Beuge langsam das linke Knie und neige deinen Oberkörper nach vorne, bis du eine Dehnung in deiner rechten Oberschenkelmuskulatur spürst.
4. Halte die Position für 15–30 Sekunden und kehre dann zum Ausgangspunkt zurück.

TRAININGSZIEL: Ziel der Übung ist es, die Muskulatur zu stärken und die Balance und Stabilität der Hüfte zu verbessern.

TRAININGSEMPFEHLUNG: Führe 1–2 Sätze mit 10–15 Wiederholungen pro Seite durch.

TIPP: Achte darauf, dass dein Oberkörper gerade bleibt und deine Hüfte während der Übung nicht nach hinten ausweicht. Konzentriere dich auf eine langsame und kontrollierte Bewegung, um die Muskeln optimal zu aktivieren und die Effektivität der Übung zu maximieren.

03 EINBEINIGER KNIE-CRUNCH

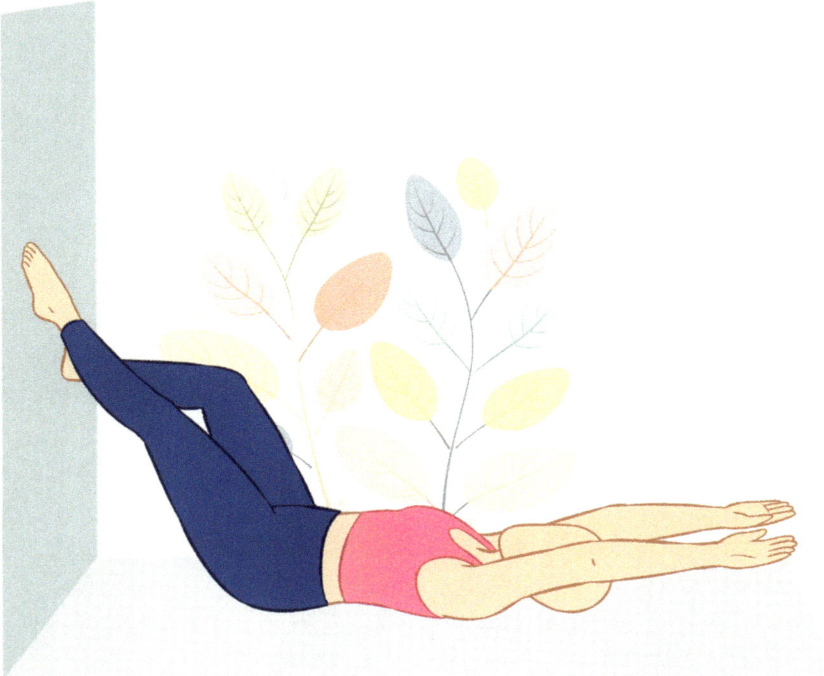

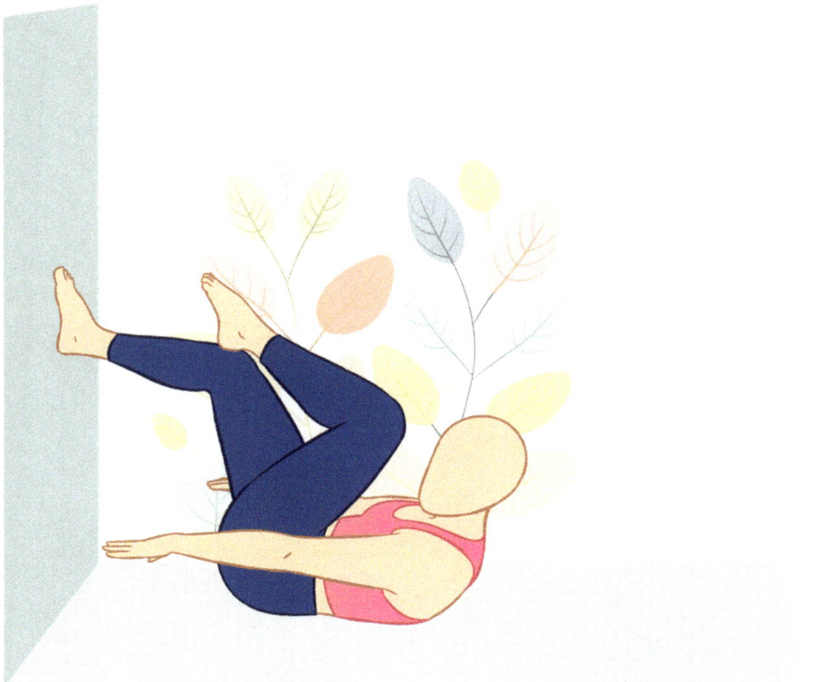

EINBEINIGER KNIE-CRUNCH: STÄRKUNG DER BAUCHMUSKULATUR UND RUMPFSTABILITÄT

Der einbeinige Knie-Crunch ist eine effektive Bauchübung, die über einen einfachen Crunch hinausgeht. Indem du dich auf ein Bein konzentrierst und das andere gegen die Wand drückst, stärkst du die Kernstabilität und schützt so deine Wirbelsäule, auch bei Bewegungen der Gliedmaßen.

SCHRITT-FÜR-SCHRITT-ANLEITUNG:

1. Startposition: Setze dich mit etwa einem Fuß Abstand von der Wand und lege dich auf den Rücken.
2. Platziere deine Füße flach an der Wand, sodass deine Beine eine Tischposition einnehmen.
3. Strecke dein linkes Bein diagonal aus, sodass deine Zehen knapp über der Wand schweben. Deine Arme sind über deinem Kopf ausgestreckt.
4. Beuge dein linkes Knie und ziehe es in Richtung Brust, während du gleichzeitig deine Schultern vom Boden abhebst und deine Arme Richtung Wand neben deine Hüften führst.
5. Kehre langsam in die Ausgangsposition zurück.

TRAININGSZIEL: Ziel der Übung ist es, die Bauchmuskulatur zu stärken und die Stabilität des Rumpfes zu verbessern.

TRAININGSEMPFEHLUNG: Führe 15 Wiederholungen durch, wechsle dann das Bein und wiederhole die Übung.

TIPP: Achte darauf, deinen unteren Rücken während der Übung aktiv auf den Boden zu drücken, um deine Bauchmuskeln effektiv zu engagieren. Halte die Bewegungen kontrolliert und fokussiert, um das Beste aus jeder Wiederholung herauszuholen. Konzentriere dich auf eine gleichmäßige Atmung und vermeide ruckartige Bewegungen.

04 WANDGESTÜTZTE BRIDGE MIT WADENHEBEN

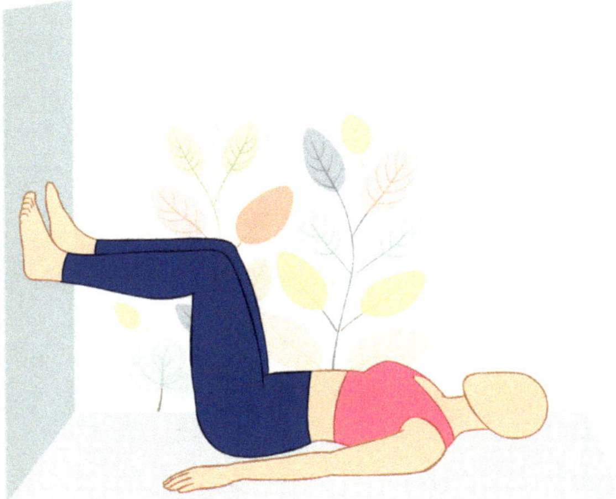

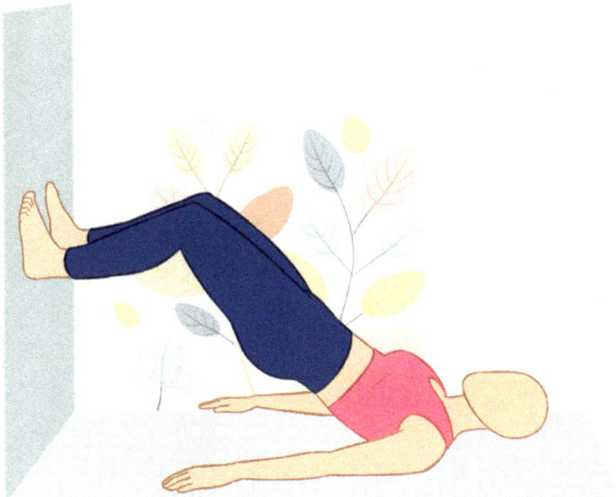

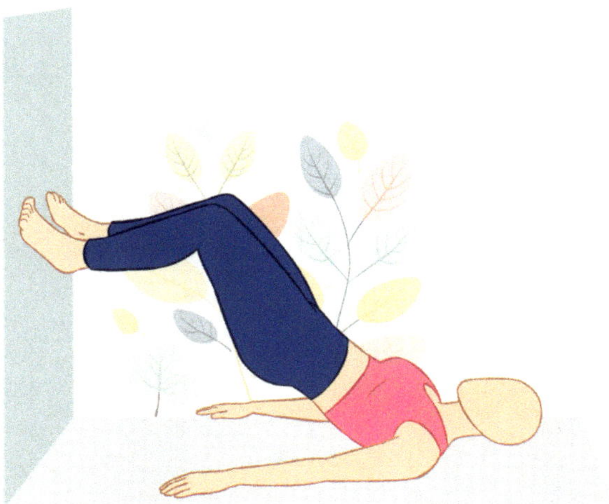

WANDGESTÜTZTE BRIDGE MIT WADENHEBEN: STÄRKUNG UND STABILISIERUNG

Diese Übung kombiniert das Anheben der Hüften mit einer Wadenhebung, wodurch effektiv die Gesäßmuskeln, die Waden und der Rumpf gestärkt werden. Durch das gleichzeitige Ansprechen mehrerer Muskelgruppen wird eine umfassende Stärkung und verbesserte Stabilität erreicht.

SCHRITT-FÜR-SCHRITT-ANLEITUNG:

1. Ausgangsposition: Platziere dich mit dem Rücken auf dem Boden und den Füßen flach an einer Wand, sodass sich deine Beine in einer Tischposition befinden.
2. Drücke deine Füße gegen die Wand, spanne die Oberschenkel und das Gesäß an und hebe deine Hüften vom Boden, ohne ein Hohlkreuz zu bilden
3. Sobald dein Körper eine Linie von den Schultern zu den Knien bildet, hebe deine Fersen ab und balanciere auf den Zehen, um die Waden anzuheben.
4. Kehre die Bewegung um, indem du zuerst die Fersen zur Wand und dann die Hüften zum Boden senkst, um zur Ausgangsposition zurückzukehren.

TRAININGSZIEL: Ziel der Übung ist es, die untere Körperhälfte, insbesondere die Gesäßmuskeln und Waden, zu kräftigen und die Stabilität des Rumpfes zu verbessern.

TRAININGSEMPFEHLUNG: Führe 15 Wiederholungen durch und steigere dich nach und nach auf zwei Sätze.

TIPP: Konzentriere dich darauf, die Spannung im Gesäß zu halten und den Rücken während der gesamten Übung stabil zu halten. Achte darauf, die Waden beim Anheben der Fersen bewusst zu aktivieren und die Bewegungen kontrolliert durchzuführen.

05 WANDGESTÜTZTE BALANCE-HALTUNG

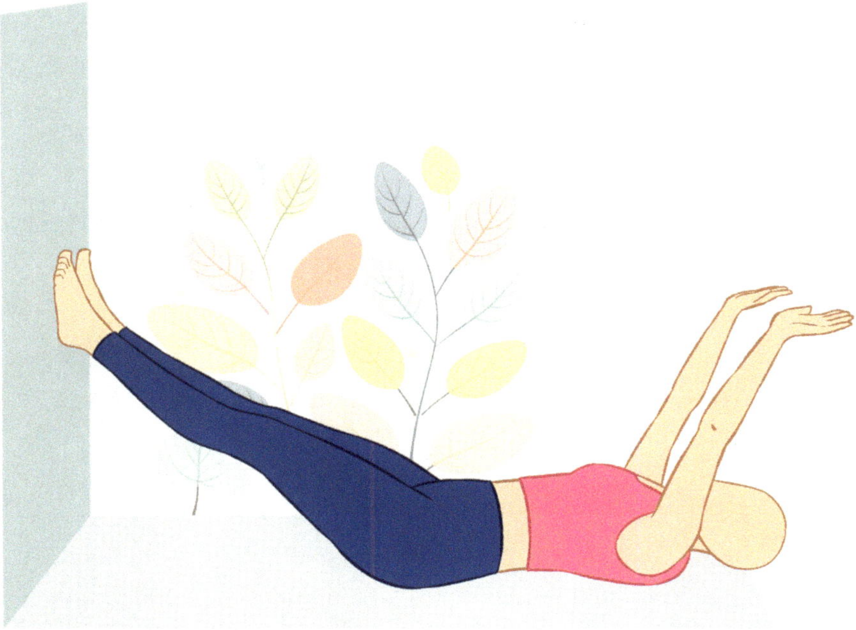

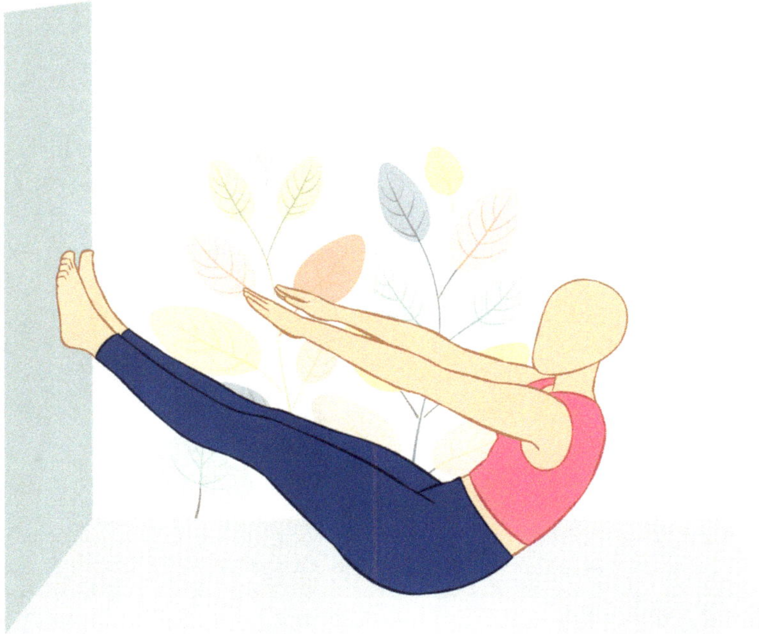

WANDGESTÜTZTE BALANCE-HALTUNG: STÄRKUNG VON KÖRPERMITTE UND GLEICHGEWICHT

Die wandgestützte Balance-Haltung ist eine effektive Übung zur Stärkung der Kernmuskulatur und zur Verbesserung des Gleichgewichts sowie der Kontrolle über die Körperhaltung. Die Wand dient dabei als Stabilisator, der hilft, die Intensität der Übung zu erhöhen und die korrekte Form zu wahren.

SCHRITT-FÜR-SCHRITT-ANLEITUNG:

1. Ausgangsposition: Lege dich mit dem Rücken auf den Boden und positioniere deine Beine etwa auf Augenhöhe gegen die Wand. Drücke deine Fersen zusammen und aktiv gegen die Wand.
2. Strecke die Arme über deinen Kopf und rolle deinen Oberkörper nach oben, während deine Knie gestreckt bleiben.
3. Senke dich wieder ab, wobei deine Füße weiterhin gegen die Wand gedrückt bleiben.
4. Halte die Spannung in deinen Beinen und im Kern aufrecht, während du auf- und abrollst.

TRAININGSZIEL: Ziel der Übung ist es, die Körpermitte zu stärken, die Koordination und die Körperbeherrschung zu verbessern.

TRAININGSEMPFEHLUNG: Beginne mit 6 bis 9 Wiederholungen und führe insgesamt 3 Sätze durch.

TIPP: Achte darauf, während der gesamten Übung die Spannung in deinem Rumpf aufrechtzuerhalten. Führe die Bewegungen fließend und kontrolliert aus. Beachte auch deine Atemtechnik – atme ein, während du dich abrollst, und atme aus, während du dich aufrichtest. Konzentriere dich darauf, die Bewegung in deiner Körpermitte zu spüren, um die größtmögliche Effektivität zu erzielen.

06 REACHBACKS

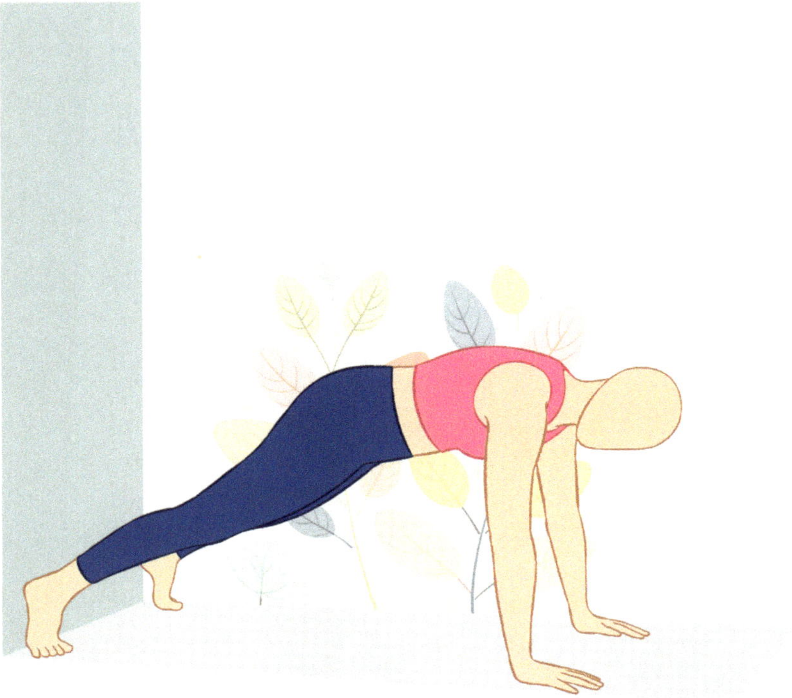

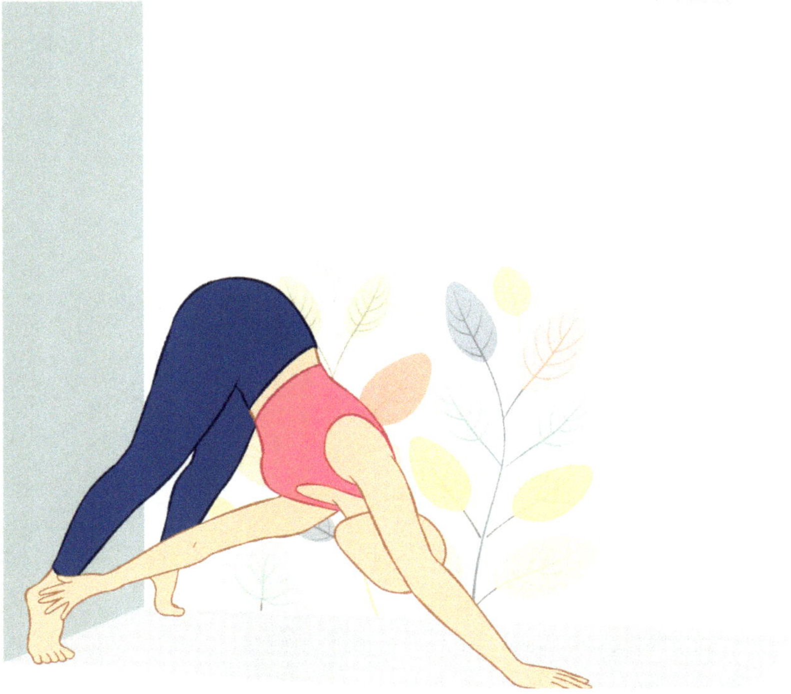

REACHBACKS: AKTIVIERUNG DER KÖRPERMITTE UND STABILISIERUNG IN DER PLANK-POSITION

Die "Reachbacks"-Übung in Wand-Pilates-Manier ist perfekt geeignet, um die Muskulatur deiner Körpermitte zu aktivieren und Stabilität in der Plank-Position aufzubauen. Die Wand bietet dabei eine hilfreiche Stütze und gibt Rückmeldung, um die Übung korrekt und effektiv auszuführen.

SCHRITT-FÜR-SCHRITT-ANLEITUNG:

1. Plank-Position: Beginne in einer hohen Plank-Position und presse die Ballen deiner Füße gegen die Wand. Deine Schultern sollten direkt über den Handgelenken und dein Körper in einer geraden Linie von den Schultern zu den Fersen sein.
2. Hebe deine Hüften hoch und zurück in die Position eines herabschauenden Hundes und berühre mit deiner rechten Hand dein linkes Fußgelenk oder Schienbein.
3. Verlagere deine Hüften nach vorne und unten und bringe deine rechte Hand zurück auf den Boden, um in die Plank-Position zurückzukehren.
4. Wiederhole die Bewegung, dieses Mal mit der linken Hand Richtung rechtem Fußgelenk.

TRAININGSZIEL: Ziel der Übung ist es, die Flexibilität im Rücken und in den Schultern zu verbessern sowie die Rumpfmuskulatur zu stärken.

TRAININGSEMPFEHLUNG: Führe 10 Wiederholungen für jede Seite durch.

TIPP: Nutze die Wand, um die Plank-Position stabil zu halten und konzentriere dich darauf, deine Rumpfmuskulatur während der gesamten Bewegung aktiv zu halten. Koordiniere deine Bewegungen mit deiner Atmung, um das Maximum aus jeder Wiederholung herauszuholen und eine flüssige Bewegungsabfolge zu gewährleisten.

07 YOGA-WAND-LOUNGE

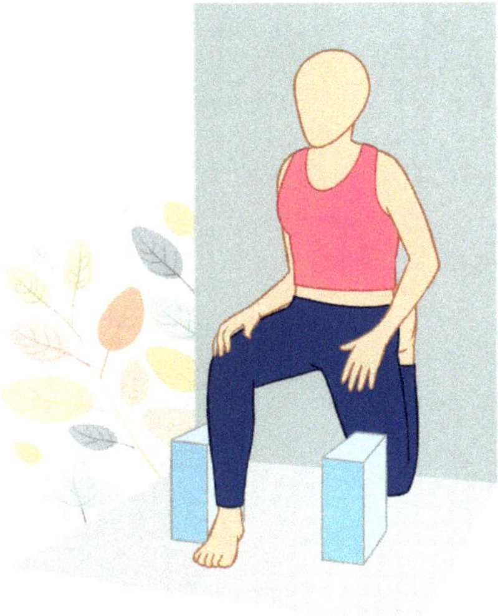

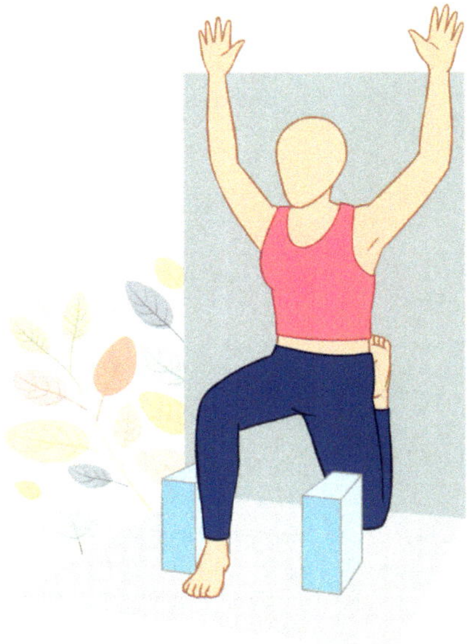

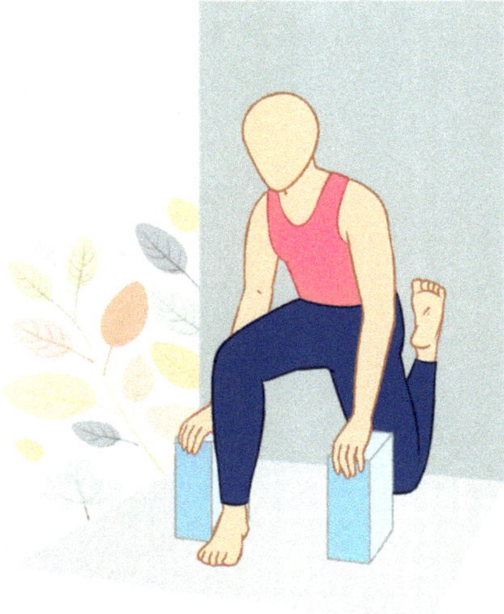

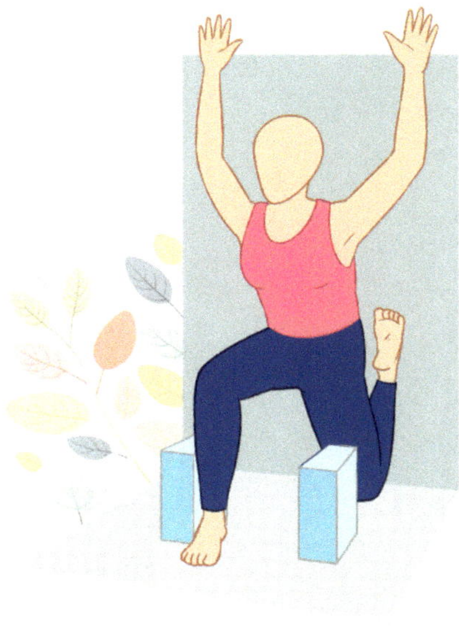

07 BALANCE

YOGA-WAND-LOUNGE (AUSFALLSCHRITT): STÄRKUNG UND FLEXIBILITÄT

Der Yoga-Wand-Lounge ist eine effektive Übung zur Kräftigung der Beine und Gesäßmuskeln sowie zur Stärkung der Arme. Sie fördert zudem die Stabilität und unterstützt die Gelenkfunktion.

SCHRITT-FÜR-SCHRITT-ANLEITUNG:

1. Ausgangsposition: Knie dich mit einem Bein zur Wand und stelle das andere Bein in eine tiefe Lounge-Position.
2. Platziere den hinteren Fuß an der Wand, sodass die Wand das Gesäß leicht berührt.
3. Richte dich auf, bis Rücken und Schultern die Wand berühren, und bringe dann die Arme nach oben an die Wand.
4. Verlagere das Gewicht auf das vordere Bein, strecke dich und gehe tiefer in die Lounge-Position, um die Intensität der Dehnung zu erhöhen.

TRAININGSZIEL: Ziel der Übung ist es, Flexibilität und Kraft in den unteren Extremitäten zu fördern sowie die Atmung zu verbessern.

TRAININGSEMPFEHLUNG: Verweile so lange wie möglich in der Position und wechsle dann das Bein.

TIPP: Nutze die Wand als Stütze, um die Haltung zu stabilisieren. Konzentriere dich auf eine tiefe, gleichmäßige Atmung während der gesamten Übung. Dies unterstützt nicht nur die körperliche Ausführung, sondern fördert auch die mentale Konzentration und Entspannung.

08 MARSCHIERENDE HÜFTBRÜCKE

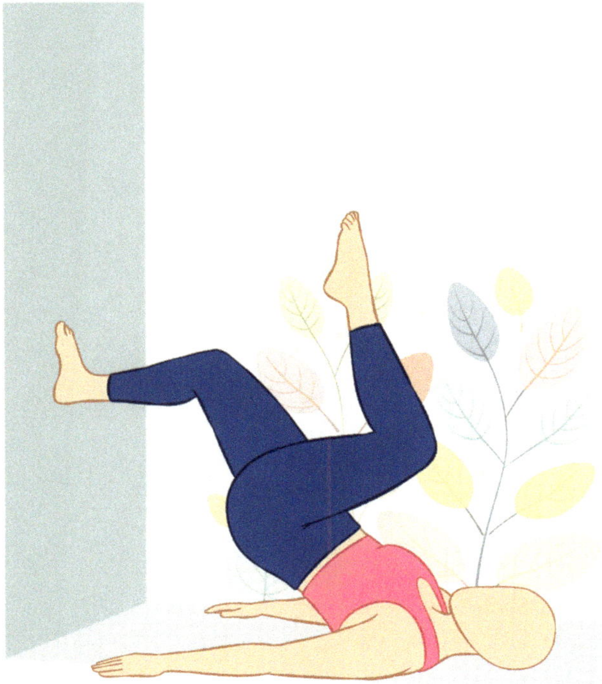

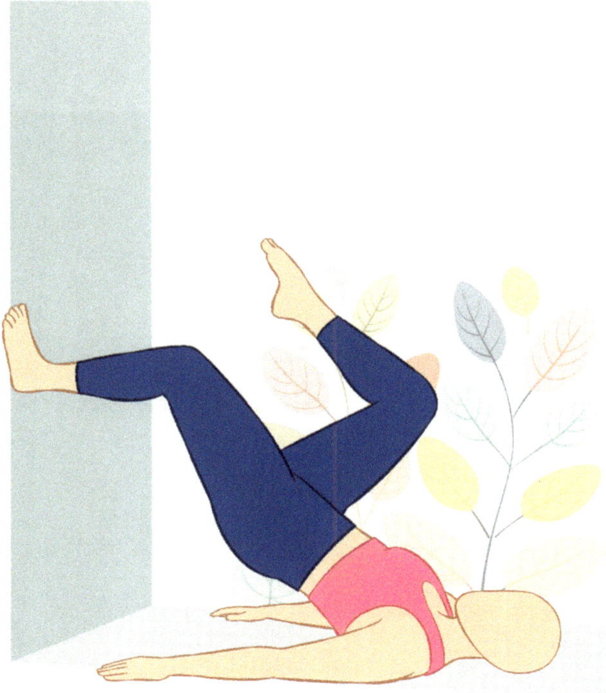

MARSCHIERENDE HÜFTBRÜCKE: KRÄFTIGUNG UND STABILITÄT

Die marschierende Hüftbrücke ist eine hervorragende Übung zur Förderung der Rumpfstabilität und Aktivierung der Gesäß- und Oberschenkelmuskulatur.

SCHRITT-FÜR-SCHRITT-ANLEITUNG:

1. Ausgangsposition: Positioniere dich etwa eine Fußlänge von der Wand entfernt und lege dich auf den Rücken. Stelle deine Füße flach an die Wand, sodass deine Beine eine Tischposition einnehmen.
2. Bridge: Drücke deine Füße gegen die Wand, um deine Hüften anzuheben, bis dein Körper eine gerade Linie von den Schultern zu den Knien bildet.
3. Hebe unter Beibehaltung der Beckenstabilität dein linkes Bein an, ziehe das Knie zur Brust und kehre dann zurück zur Wand. Wiederhole dies mit dem rechten Bein.

TRAININGSZIEL: Ziel der Übung ist es, die Gesäßmuskulatur und die hinteren Oberschenkelmuskeln zu kräftigen sowie die Rumpfstabilität zu verbessern.

TRAININGSEMPFEHLUNG: Mache 10 Wiederholungen pro Bein.

TIPP: Achte darauf, dass du während der Übung das Becken stabil hältst und den Rücken nicht durchdrückst. Führe die Bewegungen kontrolliert aus, um die Muskeln effektiv zu beanspruchen und das Gleichgewicht zu fördern. Konzentriere dich auf eine gleichmäßige Atmung und vermeide ruckartige Bewegungen.

09 WANDGESTÜTZTE BAUCHPRESSE

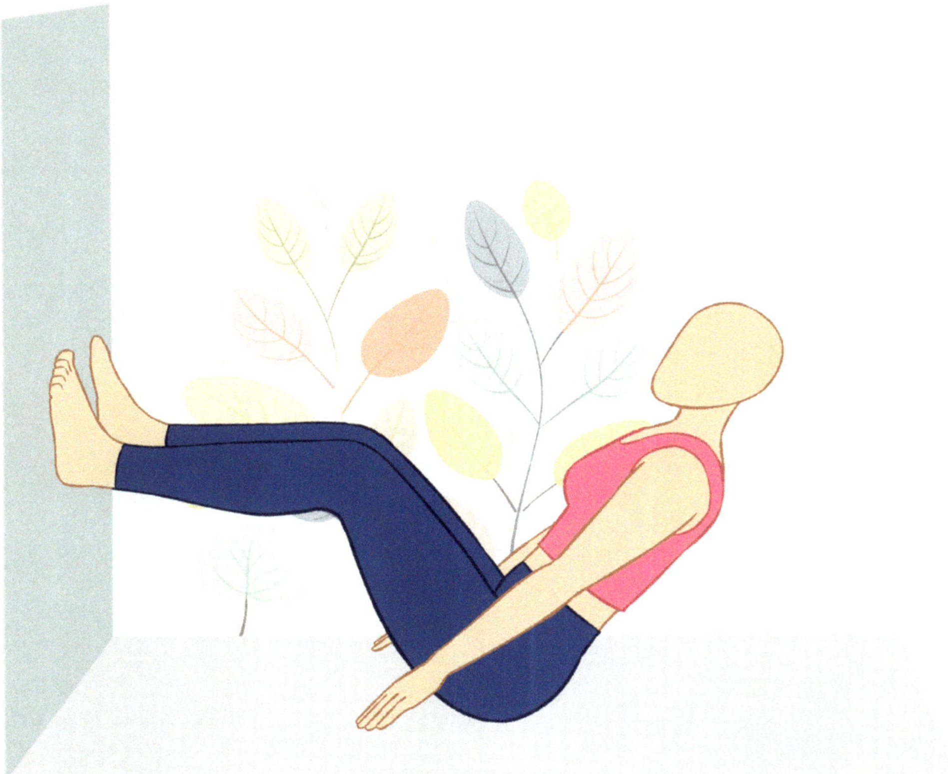

09

BALANCE

WANDGESTÜTZTE BAUCHPRESSE: KRAFT FÜR DIE KÖRPERMITTE UND DURCHBLUTUNGSANREGUNG

Die wandgestützte Bauchpresse ist eine effektive Übung zur Stärkung der Körpermitte und zur Anregung des Kreislaufs, was zu einer verbesserten Körperhaltung und einem gestärkten Stoffwechsel beitragen kann.

SCHRITT-FÜR-SCHRITT-ANLEITUNG:

1. Ausgangsposition: Setze dich mit leicht gebeugten Knien auf den Boden und lehne dich zurück, sodass deine Füße flach an der Wand sind und deine Beine einen 90-Grad-Winkel bilden.
2. Lege deine Hände seitlich neben deine Hüften oder strecke sie parallel zu deinen Beinen aus, abhängig von deinem Komfort und Balancegefühl.
3. Hebe deine Schulterblätter vom Boden, indem du deine Körpermitte anspannst. Richte deinen Blick nach vorne und halte den Nacken in Verlängerung der Wirbelsäule.
4. Beginne, deine Arme sanft auf und ab zu pumpen, während du gleichmäßig ein- und ausatmest.

TRAININGSZIEL: Ziel der Übung ist es, die Körpermitte zu kräftigen, die Atemtechnik zu verbessern und eine gute Körperhaltung zu fördern.

TRAININGSEMPFEHLUNG: Führe 10 Runden dieser Übung aus.

TIPP: Achte darauf, dass deine Körpermitte während der gesamten Übung fest und aktiv bleibt. Die Bewegung der Arme sollte kraftvoll, aber kontrolliert erfolgen, synchron zum Rhythmus deines Atems. Konzentriere dich auf eine tiefe, gleichmäßige Atmung, um die Effektivität der Übung zu maximieren.

10 WANDGESTÜTZTE BOOTSHALTUNG

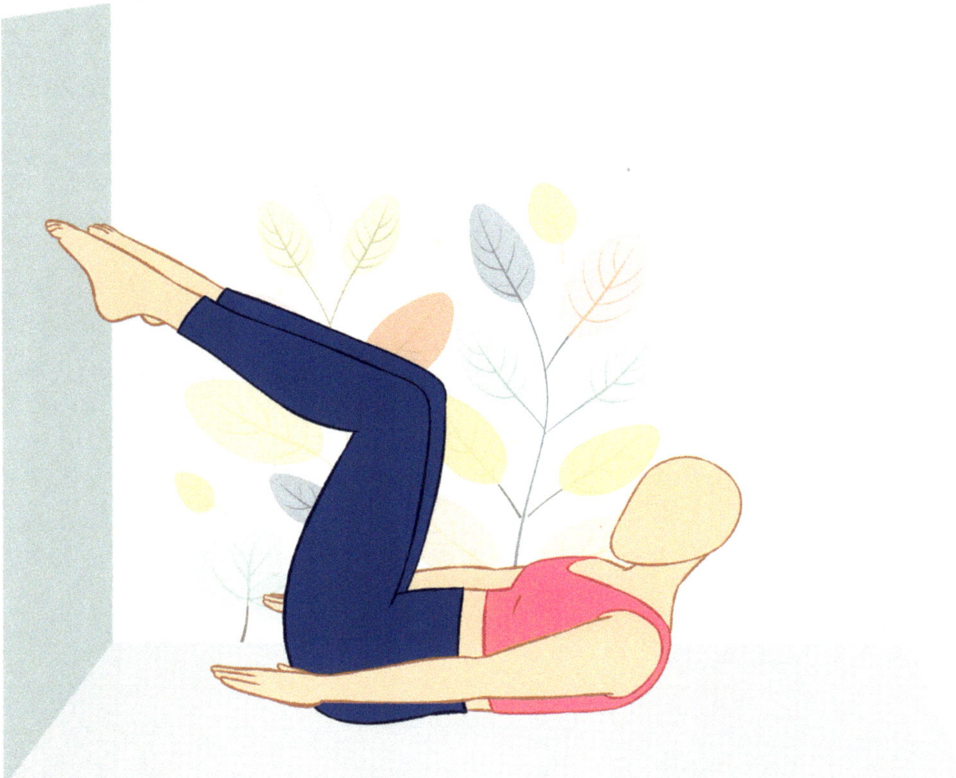

10 BALANCE

WANDGESTÜTZTE BOOTSHALTUNG: GANZKÖRPERSTÄRKUNG

Die wandgestützte Bootshaltung ist eine hervorragende Übung zur Stärkung der gesamten Körpermitte und zur Aktivierung der Arm- sowie Beinmuskulatur, insbesondere der Bizeps, Trizeps und Oberschenkelmuskulatur.

SCHRITT-FÜR-SCHRITT-ANLEITUNG:

1. Ausgangsposition: Setze dich mit angewinkelten Beinen und flach aufgestellten Füßen auf den Boden, sodass diese die Wand berühren.
2. Drücke die Fußballen gegen die Wand, wobei die Beine etwa auf Augenhöhe an der Wand positioniert sind.
3. Balanciere mit deinem Oberkörper leicht zurück, sodass du die Spannung in deiner Körpermitte spürst.
4. Strecke deine Arme in Richtung deiner Knie oder Schienbeine aus.
5. Beinstreckung: Experimentiere damit, deine Beine zu strecken, während du deine Brust nach oben hebst.
6. Richte deinen Blick leicht nach oben über deine Füße hinaus.
7. Atme beim Einatmen in deine oberen Lungenflügel und deinen Rücken. Beim Ausatmen, betone das Engagement deines Zwerchfells und deiner Bauchmuskulatur.

TRAININGSZIEL: Ziel der Übung ist es, die Körpermitte zu kräftigen, die Balance zu verbessern und die Arm- und Beinmuskulatur zu stärken.

TRAININGSEMPFEHLUNG: Beginne mit einigen wenigen Wiederholungen und steigere die Anzahl, wenn du dich sicherer fühlst. Achte darauf, die Übung langsam und kontrolliert auszuführen, um die Muskeln effektiv zu aktivieren.

TIPP: Für Anfänger kann es hilfreich sein, zunächst nur ein Bein zu strecken. Mit zunehmender Stärke und Stabilität kannst du versuchen, beide Beine zu strecken. Achte darauf, dass du während der gesamten Übung eine gute Haltung beibehältst und den Rücken nicht rundest. Konzentriere dich auf eine tiefe und bewusste Atmung, um die Übung zu intensivieren.

4.4

Ganzkörper-Power: FETTVERBRENNUNG UND TRAINING FÜR DEN GANZEN KÖRPER

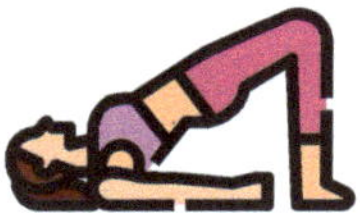

Willkommen im dynamischen Herzstück deines Wandpilates-Programms!

Hier verwandeln wir deine Motivation in konkrete Bewegung und diese Bewegung in sichtbare Ergebnisse. Bereite dich darauf vor, deinen gesamten Körper zu fordern und zu formen. Die sorgfältig ausgewählten Übungen in diesem Kapitel sind deine Geheimwaffe im Kampf gegen überschüssige Pfunde und für eine ganzheitliche Muskelstraffung.

In diesem Abschnitt erwarten dich Übungen, die speziell darauf ausgelegt sind, deinen Stoffwechsel zu beleben und deine Herzfrequenz spürbar zu erhöhen. Du wirst effektive Bewegungsabläufe kennenlernen, die mehrere Muskelgruppen gleichzeitig ansprechen. Diese Übungen sind nicht nur ideal, um Kalorien zu verbrennen, sondern auch um deine Kraft, Ausdauer und Beweglichkeit zu steigern. Von energiegeladenen Sprüngen bis hin zu kraftvollen Halteübungen – jede Bewegung in diesem Programm bringt dich deinem Ziel eines gesunden und strafferen Körpers einen Schritt näher.

Aber dieses Kapitel ist mehr als nur ein Workout. Es ist eine Reise zur Selbstentdeckung, bei der du lernst, auf deinen Körper zu hören und deine Grenzen zu erkennen – um sie dann kontinuierlich zu erweitern. Mit jedem Training wirst du spüren, wie du stärker wirst, wie sich deine Koordination verbessert und wie du mit jedem absolvierten Set an Selbstvertrauen gewinnst. Es wird Tage geben, an denen du dich herausgefordert fühlst und die Intensität deutlich spürst – und gerade dann entsteht die wahre Veränderung. Lass uns diesen Weg gemeinsam gehen und jeden Schritt auf diesem spannenden Pfad zur Fitness und zum Wohlbefinden genießen.

01 SCHULTERROTATION

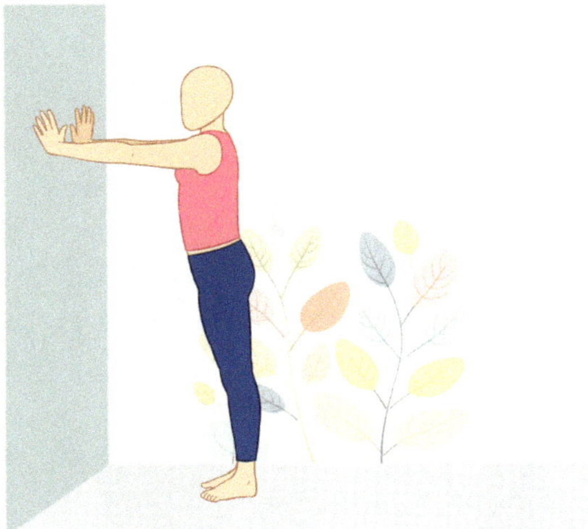

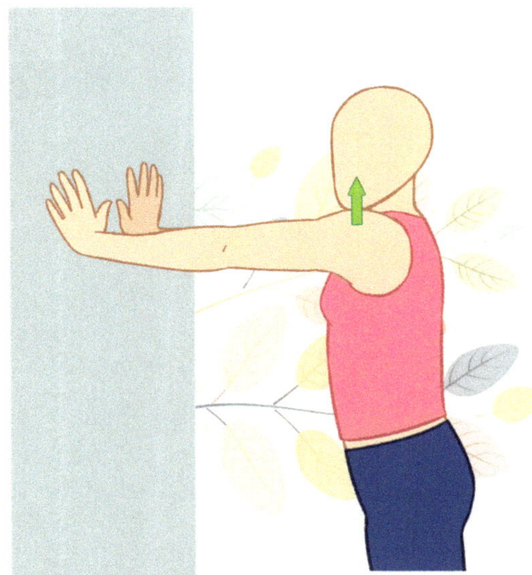

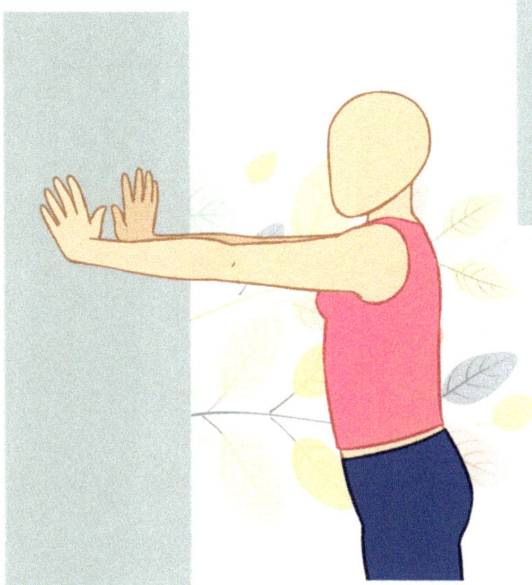

01 GANZKÖRPER

SCHULTERROTATION: VERBESSERUNG VON MOBILITÄT UND HALTUNG

Bevor du mit der Übung beginnst, denke daran, während der gesamten Ausführung eine sanfte Spannung in deinem Körper zu halten. Dies unterstützt die Kontrolle und Effektivität des Trainings deines Schultergürtels.

SCHRITT-FÜR-SCHRITT-ANLEITUNG:

1. Ausgangsposition: Stelle dich mit leicht geöffneten Beinen, etwa eine Fußlänge von der Wand entfernt, auf. Lehne dich leicht nach vorne, sodass deine Hände flach und auf Schulterhöhe gegen die Wand drücken.
2. Lass deine Brust sanft zur Wand sinken, indem du deine Schulterblätter zusammenführst. Stelle dir vor, du würdest zwischen ihnen eine Orange auspressen.
3. Drücke deinen Brustkorb zurück und spüre, wie sich deine Schulterblätter auf dem Rücken auseinanderbewegen.
4. Führe diese Bewegung insgesamt 10 Mal durch, wobei deine Ellenbogen gestreckt bleiben und deine Wirbelsäule in einer neutralen Position ist.

TRAININGSZIEL: Diese Übung zielt darauf ab, die Beweglichkeit deiner Schultern zu verbessern und Verspannungen im Schulterbereich zu lösen. Gleichzeitig stärkst du deine oberen Rückenmuskeln, was zu einer besseren Körperhaltung beiträgt.

TRAININGSEMPFEHLUNG: Führe 3 Sätze mit je 10 Wiederholungen durch. Achte auf eine fließende Bewegung und darauf, dass deine Schultern entspannt bleiben.

TIPP: Stelle dir vor, deine Hände würden sanft gegen eine Federwand drücken, um eine zu starke Spannung in den Handgelenken und Schultern zu vermeiden. Halte den Nacken lang und den Blick geradeaus, um eine harmonische Linie von der Kopfspitze bis zu den Füßen zu gewährleisten.

02 WALL ANGELS

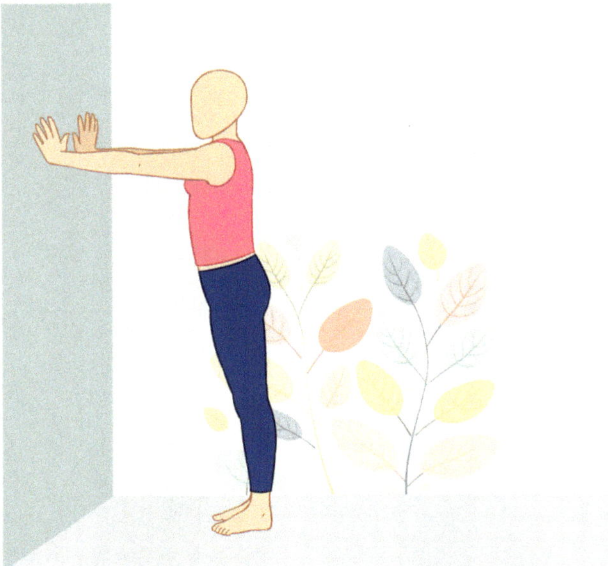

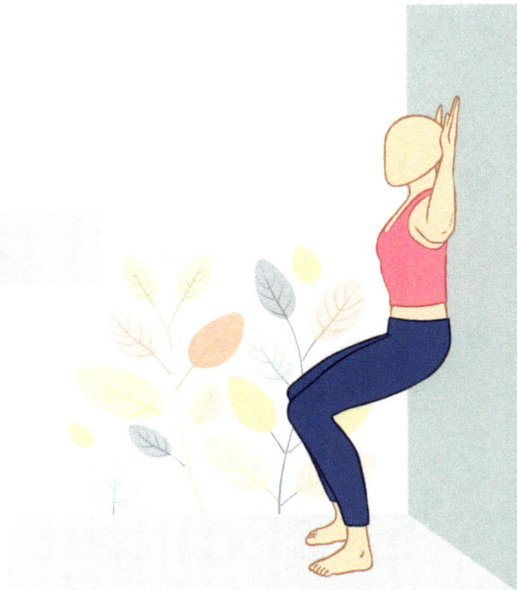

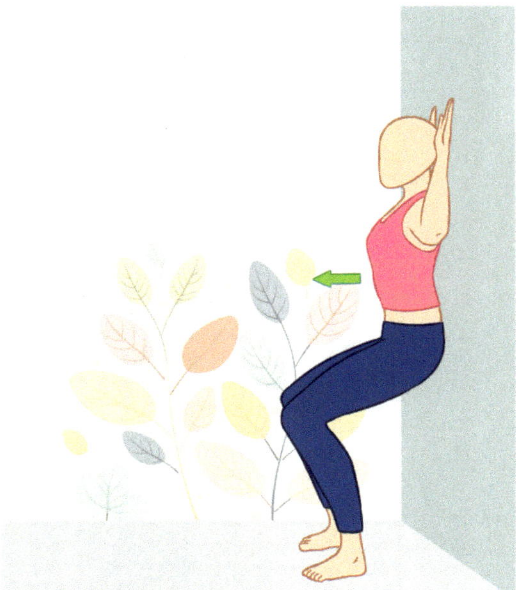

02 GANZKÖRPER

WALL ANGELS: STÄRKUNG UND FLEXIBILITÄT DER SCHULTERN

Die "Wandengel" (Wall Angels) sind eine ausgezeichnete Übung, um die Schultern und den oberen Rücken zu kräftigen und gleichzeitig die Flexibilität zu verbessern. Sie sind besonders wohltuend bei langer Büroarbeit, da sie die Schultermuskulatur dehnen und zur Korrektur der Haltung beitragen.

SCHRITT-FÜR-SCHRITT-ANLEITUNG:

1. Ausgangsposition: Stelle dich mit leicht gebeugten Knien und dem Rücken zur Wand. Gesäß, Schulterblätter und Kopf sollten dabei die Wand berühren.
2. Hebe die Arme seitlich an, sodass sie zusammen mit dem Oberkörper ein "W" bilden. Die Handflächen zeigen dabei zur Wand.
3. Gleite mit den Armen nach oben, ähnlich wie bei einem Schneeengel, bis sie über deinem Kopf ein "V" formen.
4. Bewege die Arme langsam und kontrolliert wieder herunter in die "W"-Position.

TRAININGSZIEL: Die Übung zielt darauf ab, die Schultergelenke zu mobilisieren und die Muskeln um die Schulterblätter zu stärken, was eine aufrechte und gesunde Körperhaltung unterstützt.

TRAININGSEMPFEHLUNG: Beginne mit 5 bis 10 Wiederholungen pro Satz. Achte darauf, dass du die Bewegungen schmerzfrei ausführen kannst. Mit zunehmender Stärke kannst du die Anzahl der Wiederholungen steigern.

TIPP: Achte darauf, während der gesamten Übung eine neutrale Wirbelsäulenposition zu bewahren. Wenn du die Bewegung nicht vollständig ausführen kannst, ohne den Kontakt zur Wand zu verlieren, vermindere den Bewegungsradius und arbeite schrittweise an deiner Flexibilität.

03 WANDSITZEN MIT ROTATION

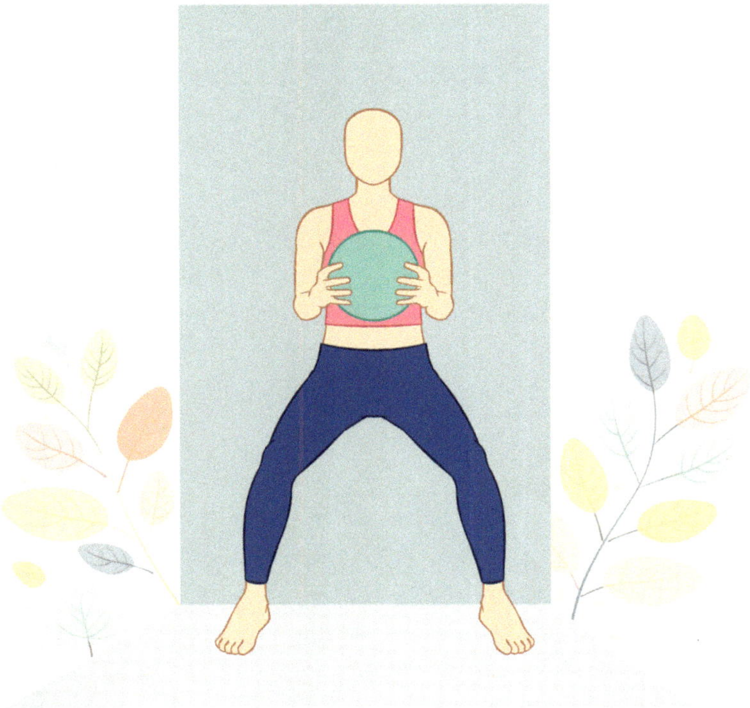

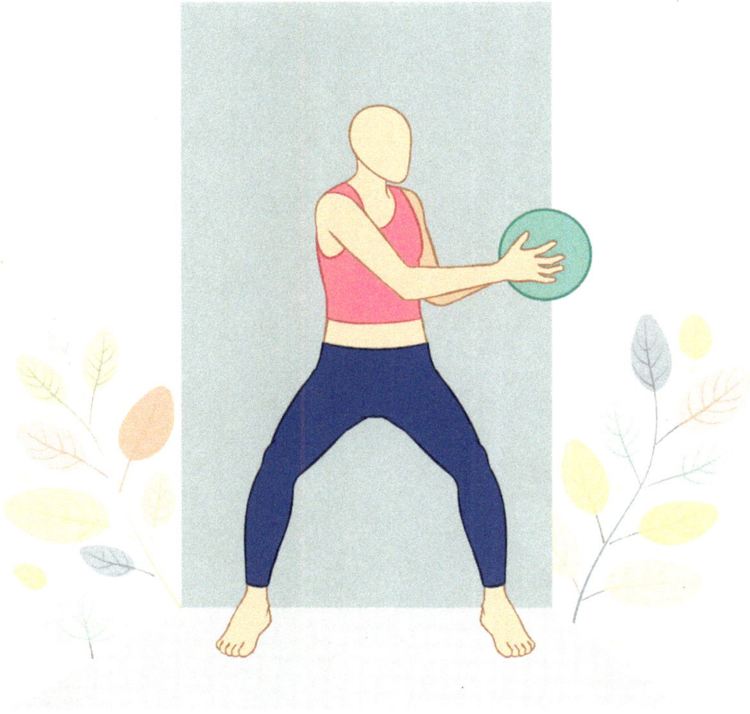

WANDSITZEN MIT ROTATION: GANZKÖRPER-KRAFTTRAINING

Diese Übung kombiniert das Wandsitzen mit einer Rotation, um ein umfassendes Krafttraining zu bieten, das nicht nur deine Körpermitte strafft und stärkt, sondern auch deine Oberschenkelmuskulatur formt und deine Haltung sowie Stabilität verbessert.

SCHRITT-FÜR-SCHRITT-ANLEITUNG:

1. Ausgangsposition: Stelle dich mit dem Rücken zur Wand und gehe in eine tiefe Kniebeuge, bis deine Oberschenkel parallel zum Boden sind.
2. Optional: Halte eine Hantel oder einen Medizinball mit beiden Händen vor deinem Körper, um die Intensität zu erhöhen.
3. Rotation: Drehe deinen Oberkörper abwechselnd nach rechts und dann nach links, wobei dein Rücken flach an der Wand bleibt.

TRAININGSZIEL: Ziel der Übung ist es, die Bauch-, Rücken-, Oberschenkel- und Gesäßmuskulatur ganzheitlich zu kräftigen und gleichzeitig die Rumpfstabilität zu erhöhen.

TRAININGSEMPFEHLUNG: Führe 10 Drehungen pro Seite durch und absolviere 2 Sätze. Achte auf eine kontrollierte Bewegung, um den maximalen Effekt zu erzielen.

TIPP: Achte darauf, dass deine Knie während der Übung nicht über die Zehenspitzen hinausragen, um die Kniegelenke zu schonen. Halte deine Fersen fest am Boden und verlagere das Gewicht in die Fersen, um die Oberschenkelmuskulatur zusätzlich zu aktivieren. Konzentriere dich auf eine gleichmäßige Atmung und halte die Körperspannung während der gesamten Übung aufrecht. Stelle dir vor, du würdest deine Bauchmuskeln mit jeder Drehung fest zusammenziehen, um die Kernaktivierung zu maximieren.

04 WALL PLANK MIT CRUNCHES

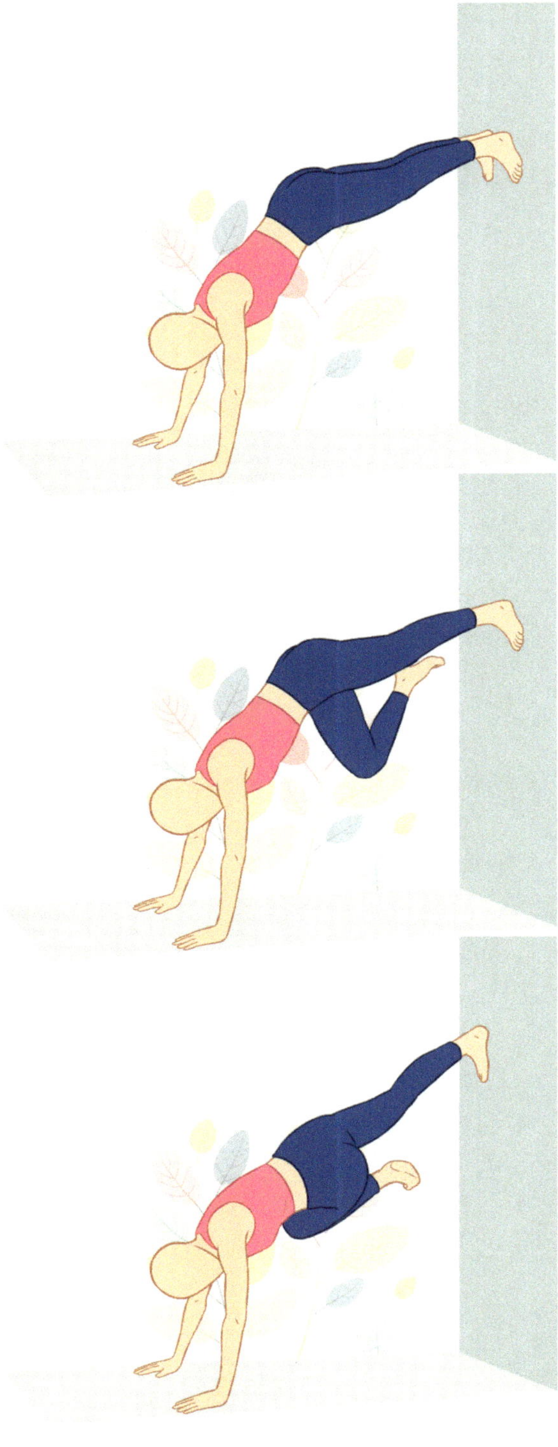

04

GANZKÖRPER

WALL PLANK MIT CRUNCHES: INTENSIVES POWERHOUSE MUSKELTRAINING

Die Wall Plank mit Crunches ist eine fortgeschrittene Übung, die sich hervorragend eignet, um die gesamte Körpermitte zu kräftigen. Sie zielt besonders auf die schräge Bauchmuskulatur ab und trägt somit zu einer verbesserten Rumpfstabilität und gestärkten Körperhaltung bei.

SCHRITT-FÜR-SCHRITT-ANLEITUNG:

1. Ausgangsposition: Starte in einer hohen Plank-Position mit den Füßen an der Wand. Positioniere deine Hände direkt unter deinen Schultern auf dem Boden.
2. Stabilisiere deinen Körper und achte darauf, dass deine Wirbelsäule eine gerade Linie von den Fersen bis zum Kopf bildet.
3. Crunch-Ausführung: Beuge ein Knie und führe es diagonal zur gegenüberliegenden Seite deines Oberkörpers.
4. Rückkehr zur Ausgangsposition: Kehre zurück in die Plank-Position und wiederhole die Bewegung mit dem anderen Bein.

TRAININGSZIEL:

Ziel dieser Übung ist es, die schräge Bauchmuskulatur zu stärken, die Balance zu verbessern und die gesamte Körpermitte zu stabilisieren.

TRAININGSEMPFEHLUNG:

Führe jeweils 10 Wiederholungen pro Seite durch. Achte darauf, die Bewegung kontrolliert und ohne Schwung auszuführen, um die Muskeln maximal zu aktivieren.

TIPP:

Konzentriere dich darauf, den Rumpf während der gesamten Übung stabil zu halten. Dies beansprucht die Bauchmuskeln effektiv. Achte darauf, dass deine Hüften während der Bewegung nicht absinken und deine Bewegungen kontrolliert und präzise sind. Denke daran, die Spannung in deinen Schultern und Armen zu halten, um eine solide Basis für die Übung zu gewährleisten.

05 WAND PUSH-OFFS

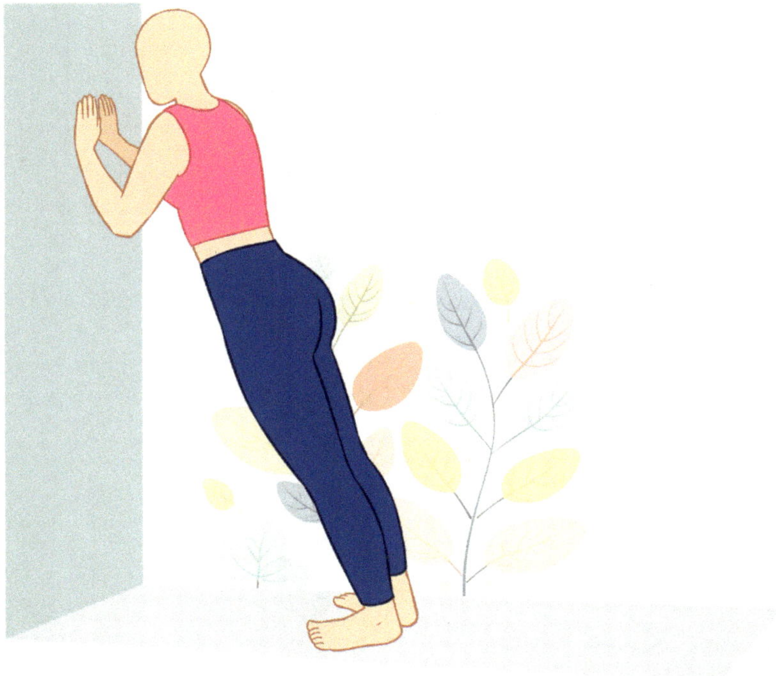

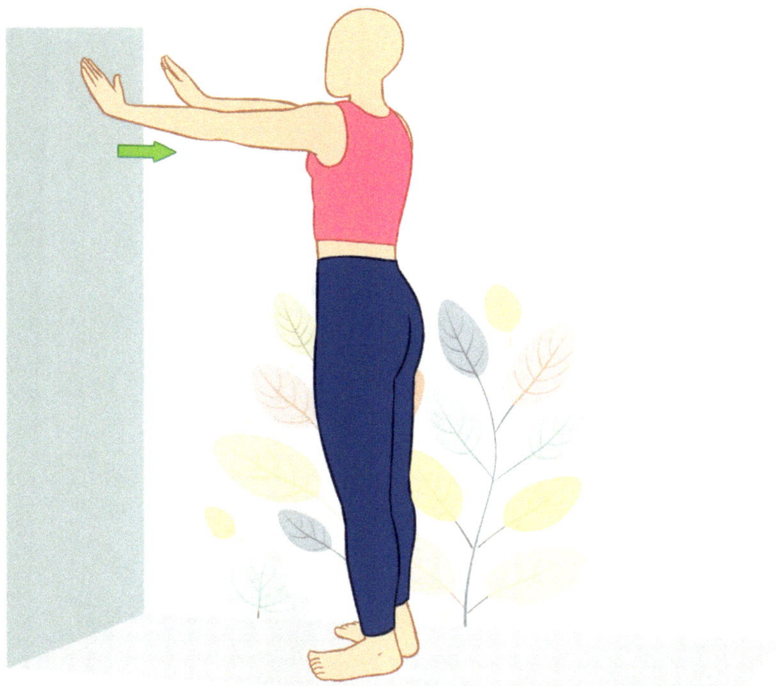

WAND PUSH-OFFS: KRÄFTIGUNG VON BRUST UND RUMPF

Die "Wand Push-offs" sind eine ausgezeichnete Übung, um die Brust- und Rumpfmuskulatur zu stärken. Diese Muskelgruppen spielen eine entscheidende Rolle für eine gute Körperhaltung und sind wichtig für alltägliche Aktivitäten, bei denen du Gegenstände vor deinem Körper hältst oder schiebst. Durch die Ausführung an der Wand wird die Übung zugänglicher gemacht und dient als gute Steigerung zu den traditionellen Bodenliegestützen.

SCHRITT-FÜR-SCHRITT-ANLEITUNG:

1. Ausgangsposition: Stelle dich mit geschlossenen Beinen ungefähr 12 cm von einer Wand entfernt auf.
2. Lehne dich mit gestreckten Armen vor und platziere deine Hände schulterbreit auf Schulterhöhe an der Wand. Bewegungsausführung: Beuge die Ellenbogen und bewege deinen Oberkörper nach vorne, bis dein Kinn fast die Wand berührt.
3. Drücke dich kraftvoll zurück und löse die Hände von der Wand, um einen kleinen Abstand zu schaffen.
4. Setze deine Hände wieder an der Wand ab und wiederhole die Bewegung.

TRAININGSZIEL:

Ziel der Übung ist es, die Brust- und Rumpfmuskulatur zu kräftigen, was zu einer verbesserten Oberkörperkraft führt. Dies schafft eine gute Basis für anspruchsvollere Übungen wie Liegestütze.

TRAININGSEMPFEHLUNG:

Beginne mit 3 Sätzen zu je 10 Wiederholungen. Achte darauf, die Form korrekt zu halten und die Bewegung kontrolliert auszuführen.

TIPP:

Achte darauf, dass du bei jeder Wiederholung eine saubere Technik beibehältst, um den maximalen Nutzen aus der Übung zu ziehen und Verletzungen zu vermeiden. Konzentriere dich auf eine starke Körperspannung und halte deine Hüften und Rücken gerade, um eine effektive Muskelarbeit zu gewährleisten.

06 HOHES KNIE

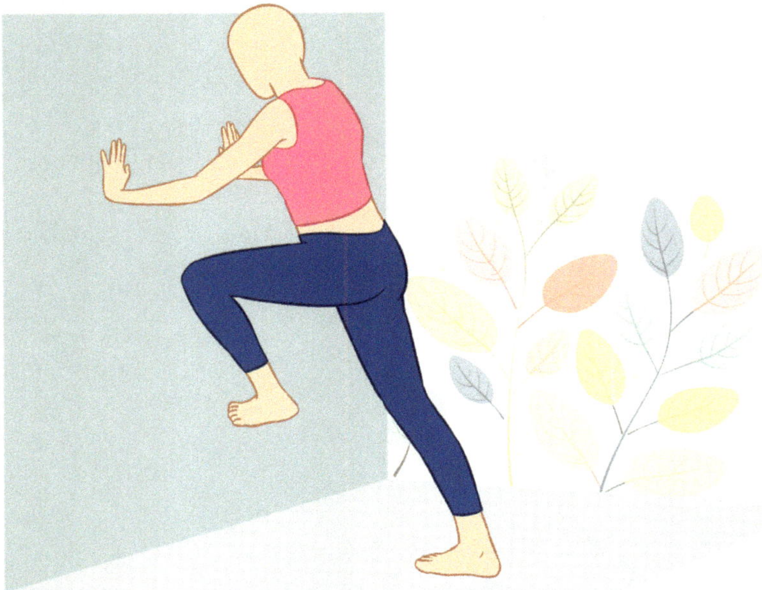

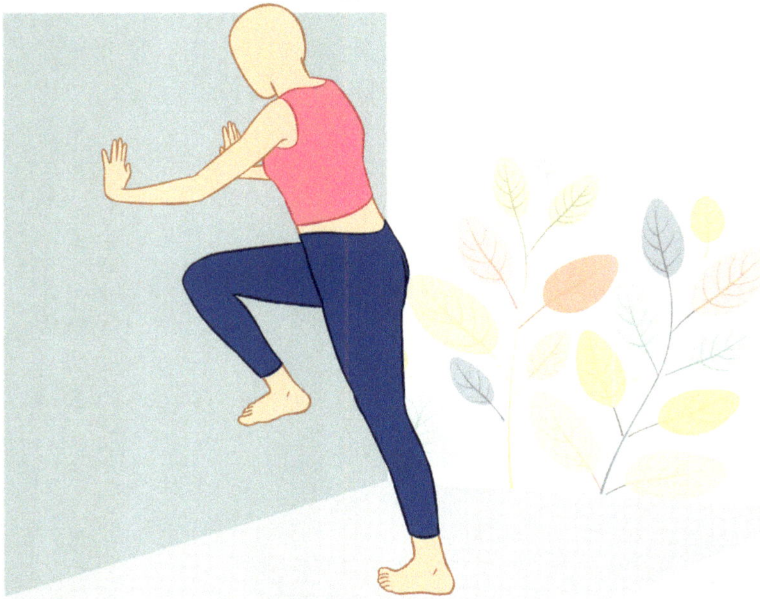

HOHES KNIE: DYNAMISCHES GANZKÖRPERTRAINING

Diese Übung ist ein effektives Training zur Simulation des Laufens bergauf und fordert durch eine größere Bewegungsreichweite insbesondere die untere Körpermuskulatur heraus.

SCHRITT-FÜR-SCHRITT-ANLEITUNG:

1. Ausgangsposition: Stelle dich etwa einen halben Meter von der Wand entfernt auf und neige deinen Körper leicht vorwärts. Stütze dich mit den Händen auf Schulterhöhe gegen die Wand.
2. Drücke aktiv mit den Händen gegen die Wand, um deinen Oberkörper während der Übung stabil zu halten.
3. Beginne abwechselnd jedes Knie so hoch wie möglich in Richtung Brust zu ziehen, ähnlich wie beim Laufen auf der Stelle. Deine Füße sollten dabei schnell und wechselnd den Boden berühren.
4. Achte darauf, dass dein Rücken gerade bleibt und deine Hüfte während der gesamten Bewegung stabil ist.

TRAININGSZIEL: Ziel dieser Übung ist es, die Bein- und Gesäßmuskulatur zu kräftigen, die Koordination und das Gleichgewicht zu verbessern sowie die Herzfrequenz für eine effektive Kalorienverbrennung zu steigern.

TRAININGSEMPFEHLUNG: Starte mit zwei Sätzen zu je 10 Wiederholungen pro Bein. Steigere die Intensität, indem du die Geschwindigkeit erhöhst oder mehr Wiederholungen pro Satz ausführst.

TIPP: Halte deinen Körper während der gesamten Übung fest und stabil, um die Muskeln deiner Körpermitte zu aktivieren. Versuche, die Knie nicht nur hoch, sondern auch aktiv und kraftvoll zu ziehen, um die Intensität der Übung zu maximieren. Konzentriere dich auf eine gleichmäßige Atmung und halte den Blick geradeaus gerichtet, um die Konzentration zu fördern.

07 V-SIT-UPS MIT WANDSTÜTZE

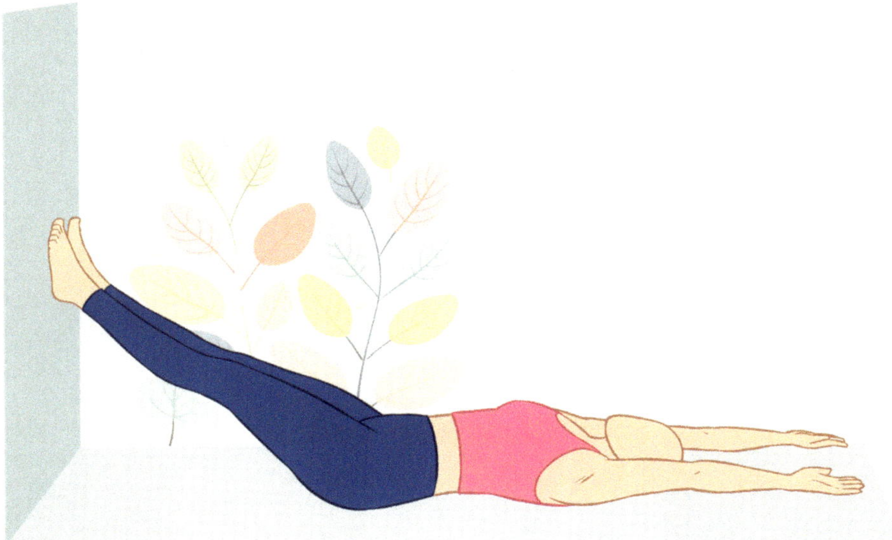

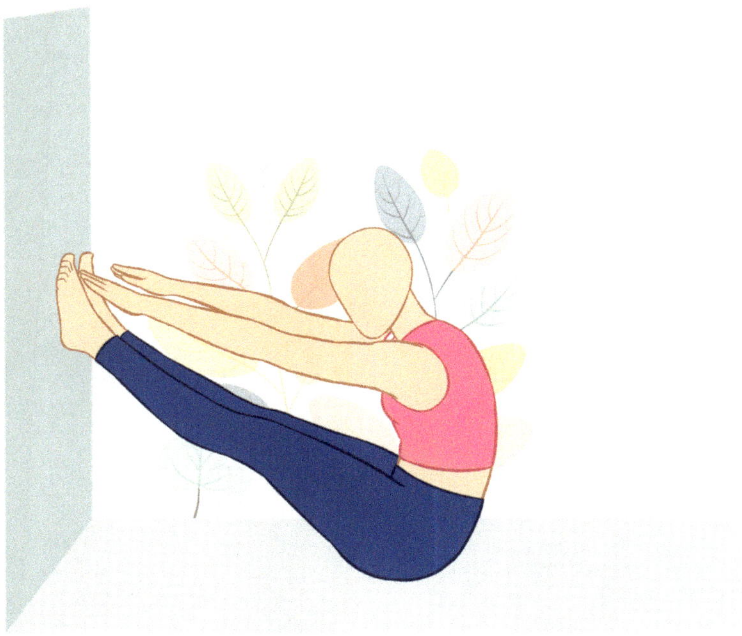

V-SIT-UPS MIT WANDSTÜTZE: INTENSIVES BAUCHMUSKELTRAINING

Die V-Sit-ups mit Wandstütze sind eine hervorragende Übung für ein intensives Training der Bauchmuskeln. Durch die Unterstützung der Wand kannst du eine höhere Position erreichen und deine Bauchmuskeln effektiver beanspruchen als bei herkömmlichen Sit-ups.

SCHRITT-FÜR-SCHRITT-ANLEITUNG:

1. Ausgangsposition: Beginne in Rückenlage mit gestreckten Beinen und platziere deine Fersen an der Wand. Deine Arme liegen gestreckt über deinem Kopf.
2. Beim Einatmen bereite dich auf die Bewegung vor. Beim Ausatmen hebe langsam deinen Oberkörper und Arme in Richtung deiner Zehen. Neige dabei dein Kinn zur Brust und spanne deine Bauchmuskeln fest an.
3. Ziel: Versuche, mit den Fingerspitzen deine Zehen zu berühren, während du die Fersen weiterhin an der Wand hältst.
4. Lasse deinen Oberkörper langsam wieder auf den Boden sinken und führe deine Arme zurück über deinen Kopf. Halte dein Kinn zur Brust, bis deine Schultern den Boden berühren.

TRAININGSZIEL:

Ziel ist es, die Bauchmuskulatur intensiv zu trainieren und gleichzeitig die Stabilität der Körpermitte zu verbessern.

TRAININGSEMPFEHLUNG:

Führe eine komplette Serie von 20 V-Sit-ups durch. Achte darauf, die Bewegungen kontrolliert und ohne Schwung auszuführen.

TIPP:

Konzentriere dich darauf, die Bewegung aus deiner Körpermitte heraus zu initiieren. Spanne deine Bauchmuskeln bei jeder Hebung und Senkung fest an. Indem du die Bewegungen langsam und bewusst ausführst, erhöhst du die Intensität des Trainings und förderst den Muskelaufbau. Stelle dir vor, du würdest deine Bauchmuskeln bei jedem Hochkommen zusammenziehen und bei jedem Absenken kontrolliert loslassen.

08 EINARMIGER PLANK AN DER WAND

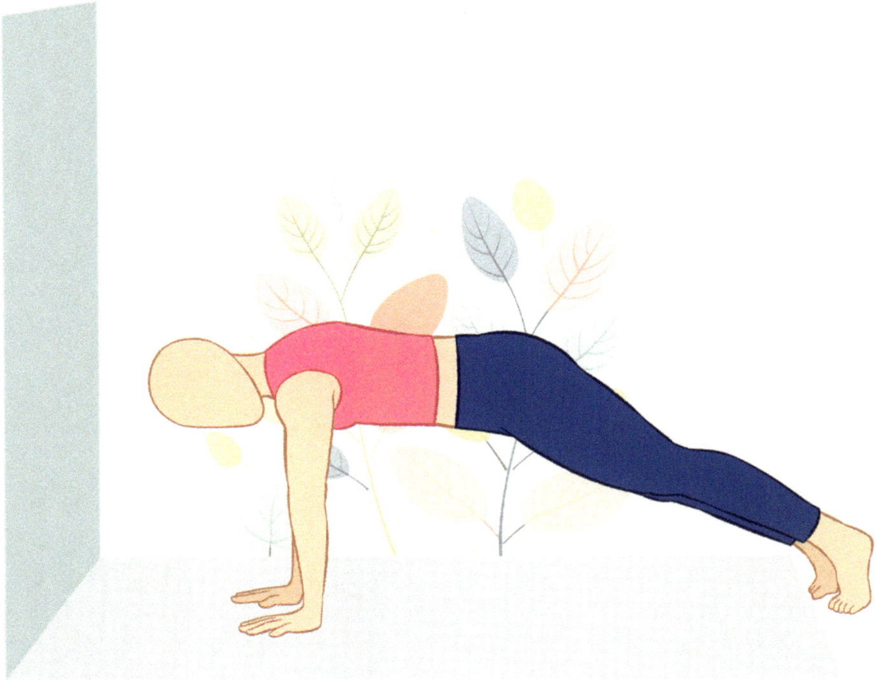

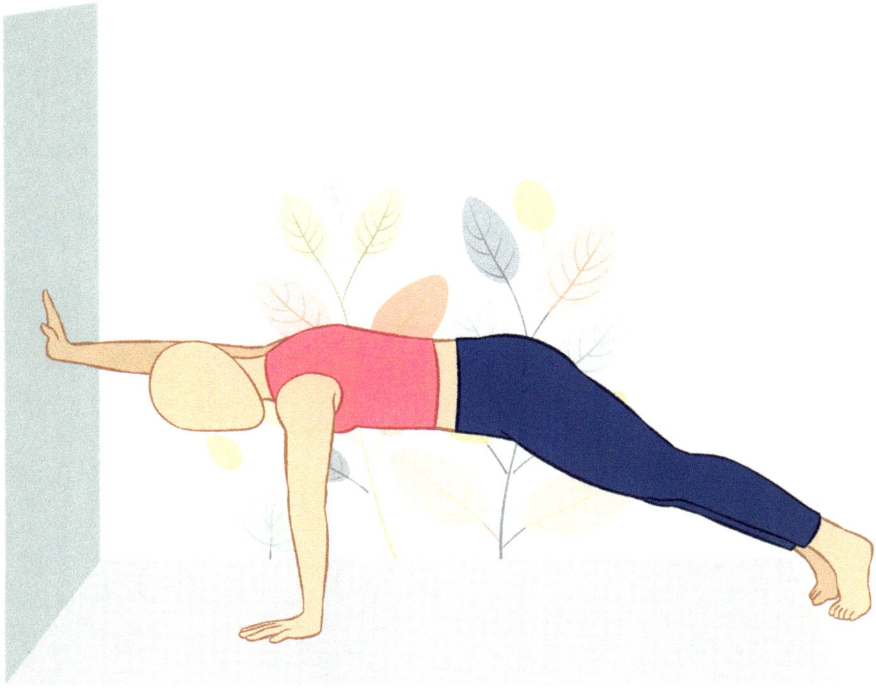

EINARMIGER PLANK AN DER WAND: STÄRKUNG DER RUMPFMUSKULATUR

Der einarmige Plank an der Wand ist eine hervorragende Übung zur Kräftigung der gesamten Rumpfmuskulatur, insbesondere der Schultern, des Oberkörpers und der Bauchmuskeln. Diese Übung fördert die Körperstabilität und schult die Fähigkeit, den Körper gegen Rotationskräfte zu stabilisieren.

SCHRITT-FÜR-SCHRITT-ANLEITUNG:

1. Ausgangsposition: Starte in der Plank-Position mit einem geraden Körper von den Fersen bis zum Kopf. Positioniere deine Hände unter den Schultern auf dem Boden.
2. Halte deinen Körper fest und stabil, während du einen Arm hebst und deine Hand oder Schulter gegen die Wand drückst. Achte darauf, den Arm gerade zu halten und fest gegen die Wand zu drücken.
3. Kehre kontrolliert in die Plank-Position zurück und wiederhole die Übung dann mit dem anderen Arm.
4. Achte darauf, dass während der gesamten Übung deine Bauch- und Gesäßmuskeln angespannt bleiben, um die Stabilität zu gewährleisten.

TRAININGSZIEL: Ziel dieser Übung ist es, die Rumpfmuskulatur zu stärken und die Fähigkeit zu verbessern, den Körper stabil zu halten, insbesondere gegen Rotationskräfte.

TRAININGSEMPFEHLUNG: Führe jeweils 10 Wiederholungen mit jedem Arm durch. Achte darauf, die Bewegungen kontrolliert und ohne Schwung auszuführen, um die Kernmuskulatur effektiv zu stärken.

TIPP: Achte darauf, dass du während der gesamten Übung deinen Körper in einer geraden Linie hältst und vermeide ein Durchhängen in den Hüften. Die Bewegung sollte kontrolliert erfolgen, und dein Körper sollte nicht zur Seite kippen, wenn du einen Arm hebst. Konzentriere dich auf eine gleichmäßige Atmung, um die Übung effektiver zu gestalten.

09 WANDBRÜCKE MIT BRUSTPRESSE

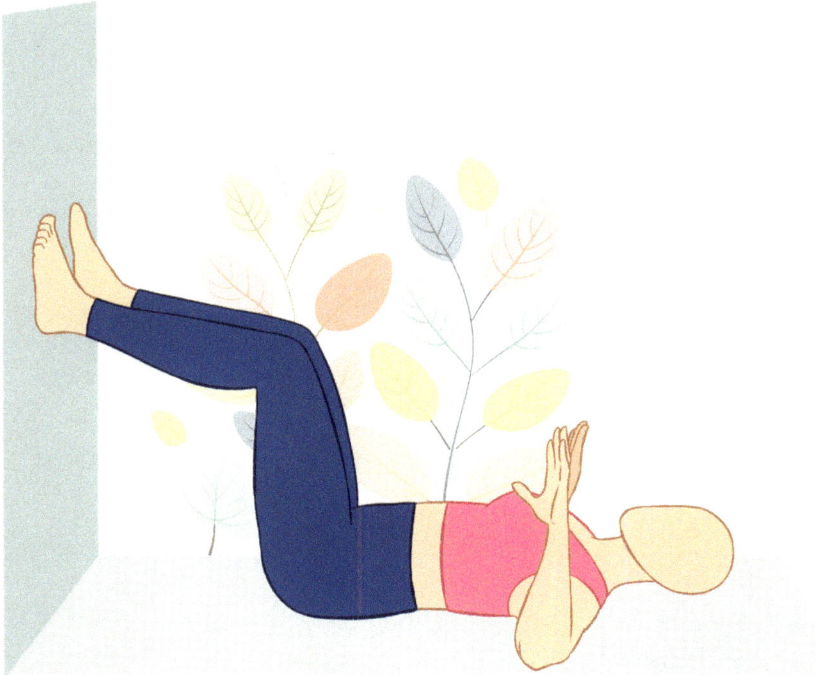

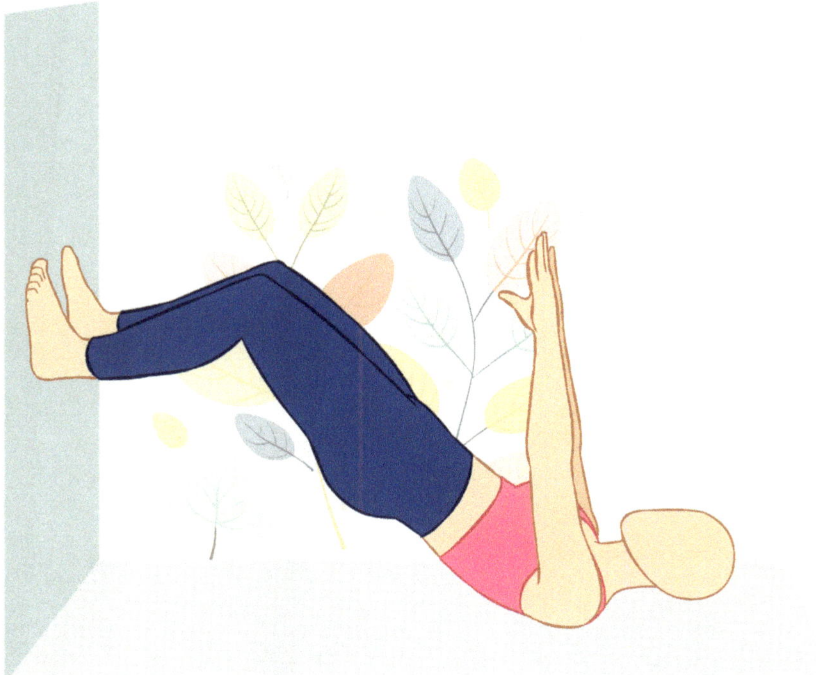

WANDBRÜCKE MIT BRUSTPRESSE: GANZKÖRPERTRAINING

Diese Übung kombiniert die Wandbrücke zur Stärkung der Gesäßmuskulatur mit einer Brustpresse, die auf die Brustmuskulatur und die Arme abzielt. Es ist ein effektives Ganzkörpertraining, das sowohl die untere als auch die obere Körperhälfte beansprucht.

SCHRITT-FÜR-SCHRITT-ANLEITUNG:

1. Ausgangsposition: Lege dich mit dem Rücken auf deine Matte, drücke deine Füße flach gegen die Wand und positioniere deine Knie über den Hüften. Deine Arme liegen seitlich neben dir.
2. Brückenbewegung: Hebe deine Hüften an, während du gleichzeitig deine Füße fest gegen die Wand drückst. Deine Arme bewegen sich synchron nach oben, als würdest du eine imaginäre Hantel in Richtung Decke drücken.
3. Brustpresse: Wenn deine Arme die höchste Position erreicht haben, halte kurz inne. Senke dann deine Hüften zurück auf die Matte, während du gleichzeitig die Arme wieder in die Ausgangsposition neben deinen Körper führst.

TRAININGSZIEL:

Diese Übung zielt darauf ab, die Muskulatur des Unterkörpers zu stärken und gleichzeitig den Oberkörper einzubeziehen, um ein ausgewogenes Ganzkörpertraining zu bieten.

TRAININGSEMPFEHLUNG:

Beginne mit 10 Wiederholungen pro Set und strebe zwei bis drei Sets an. Achte darauf, die Bewegungen langsam und kontrolliert auszuführen.

TIPP:

Konzentriere dich darauf, die Bewegung aus deiner Körpermitte heraus zu steuern und die Spannung in den Gesäßmuskeln zu halten, während du die Hüften hebst. Achte darauf, dass deine Knie stabil bleiben und nicht nach innen fallen. Stelle dir vor, du würdest eine echte Hantel drücken, um die Bewegung deiner Arme kontrolliert und effektiv zu gestalten.

10 WANDSTÜTZ-BRÜCKE MIT BEIN-DIPS

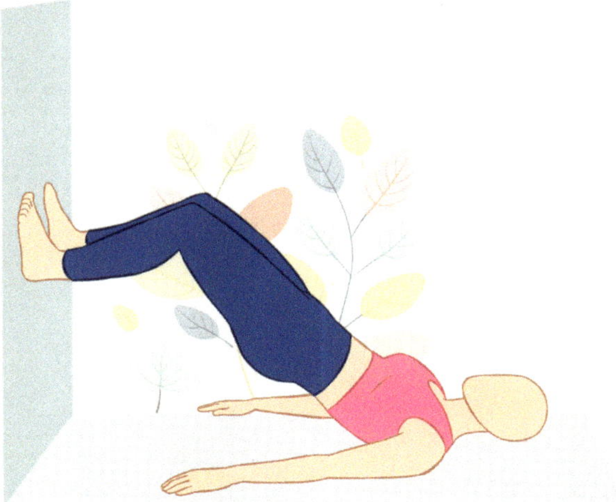

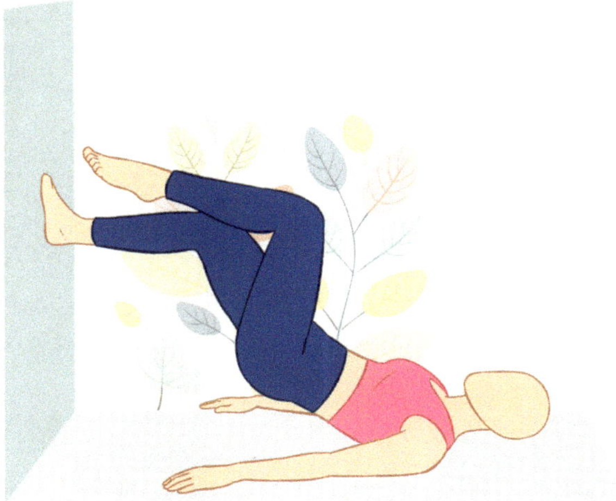

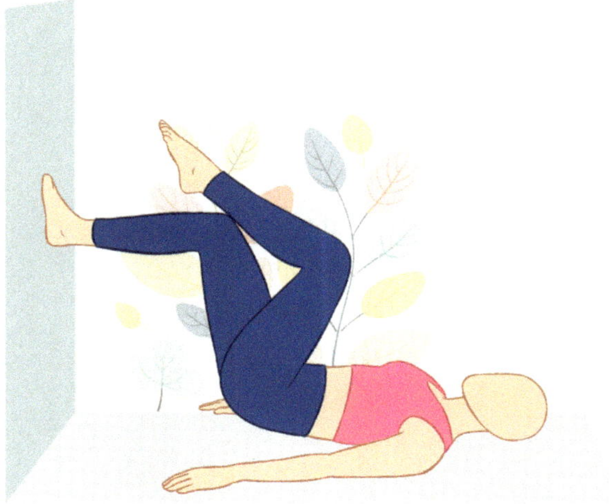

10 GANZKÖRPER

WANDSTÜTZ-BRÜCKE MIT BEIN-DIPS

SCHRITT-FÜR-SCHRITT-ANLEITUNG:

1. Ausgangsposition: Beginne, indem du dich mit dem Rücken auf den Boden legst. Platziere deine Füße flach an der Wand, sodass deine Beine einen rechten Winkel bilden.
2. Brückenposition: Hebe die Hüften an, um in die Brückenposition zu gelangen. Dein Körper sollte eine gerade Linie von den Schultern bis zu den Knien bilden.
3. Bein-Dips: Hebe ein Bein an, sodass dein Knie über deiner Hüfte schwebt. Senke die Hüften leicht ab, ohne sie ganz auf den Boden zu legen, und hebe sie dann wieder an, während du die Gesäßmuskulatur des Standbeins aktivierst.
4. Wechsle das Bein und wiederhole die Bewegung der Hüftabsenkung und des Anhebens.

TRAININGSZIEL:

Stärkung und Stabilisierung der Gesäßmuskulatur sowie Verbesserung der Rumpfstabilität und Koordination.

TRAININGSEMPFEHLUNG:

Führe 10 Wiederholungen pro Seite durch. Achte darauf, die Bewegungen kontrolliert und mit Fokus auf die Aktivierung der Gesäßmuskeln auszuführen.

TIPP:

Halte während der Übung die Spannung in deinen Glutealmuskeln aufrecht und führe die Bewegungen kontrolliert und ohne Schwung durch. Das Standbein, das sich an der Wand befindet, sollte immer fest und aktiv bleiben, um die notwendige Stabilität zu gewährleisten.

Regeneration:

SANFTE WORKOUTS ZUR ERHOLUNG

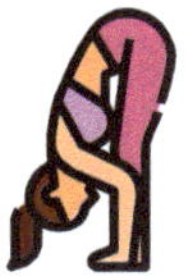

In unserem hektischen Alltag vergessen wir oft, wie wichtig es ist, unserem Körper und Geist Pausen zu gönnen. Dieses Kapitel ist eine Oase der Ruhe und führt dich durch sanfte, regenerative Übungen. Sie sind speziell darauf ausgerichtet, Spannungen abzubauen, die Flexibilität zu verbessern und ein tiefes Gefühl der Entspannung zu erleben. Diese Praktiken sind nicht nur Balsam für die Seele, sondern unterstützen auch aktiv die Regeneration deiner Muskeln nach intensiveren Trainingseinheiten. Lerne, wie du deinen Körper bewusst entspannen kannst, um deine Energiereserven wieder aufzufüllen und ein Gleichgewicht zwischen Aktivität und Ruhe zu finden. Begib dich mit uns auf eine Reise, die dein Wohlbefinden in den Mittelpunkt stellt und dir zeigt, wie du mit Wandpilates zu einer tieferen und heilsameren Verbindung zu dir selbst findest.

01 KERZE AN DER WAND

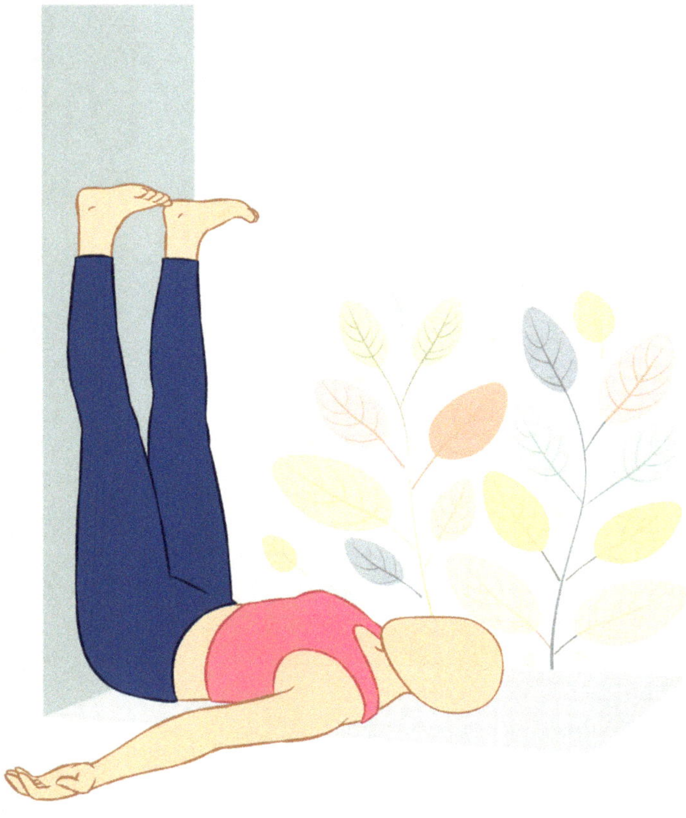

01

REGENERATION

KERZE AN DER WAND

Diese Position ist ein wahrer Segen für Körper und Geist. Sie verbessert die Durchblutung, reduziert Schwellungen in den Beinen und wirkt effektiv gegen Stress. Außerdem unterstützt sie die Entspannung der Rückenmuskulatur und kann bei der Linderung von Kopfschmerzen sowie Schlafproblemen hilfreich sein.

ANLEITUNG:

1. Setze dich seitlich zum Boden, so nah wie möglich an einer freien Wandfläche.
2. Lege dich zurück und schwinge deine Beine hoch gegen die Wand. Die Füße zeigen nach oben, während die Beine leicht auseinander sind.
3. Rutsche mit deinem Gesäß so nah wie möglich an die Wand heran.
4. Lege deine Arme entspannt neben deinen Körper, mit den Handflächen nach oben.
5. Atme tief und gleichmäßig ein und aus, und lasse dabei die Schwerkraft wirken. Entspanne deinen gesamten Körper.
6. Verweile in dieser Position und erlaube deinen Gedanken, zur Ruhe zu kommen.

ZIEL DER ÜBUNG:

Ziel ist es, einen Zustand tiefer Entspannung zu erreichen, der es dem Körper ermöglicht, sich von den täglichen Anstrengungen zu erholen.

EMPFEHLUNGEN:

Für maximale Entspannungseffekte übe täglich für etwa 10 bis 15 Minuten, besonders nach Phasen hoher körperlicher oder mentaler Anspannung.

TIPP:

Um das Entspannungserlebnis zu vertiefen, kannst du eine Augenbinde nutzen oder entspannende Musik im Hintergrund spielen lassen. Achte darauf, die Übung nicht unmittelbar vor dem Schlafengehen zu praktizieren, da die gesteigerte Blutzirkulation dich eventuell zu wach macht und das Einschlafen erschweren könnte.

02 WANDDEHNUNG FÜR SCHULTERN UND NACKEN

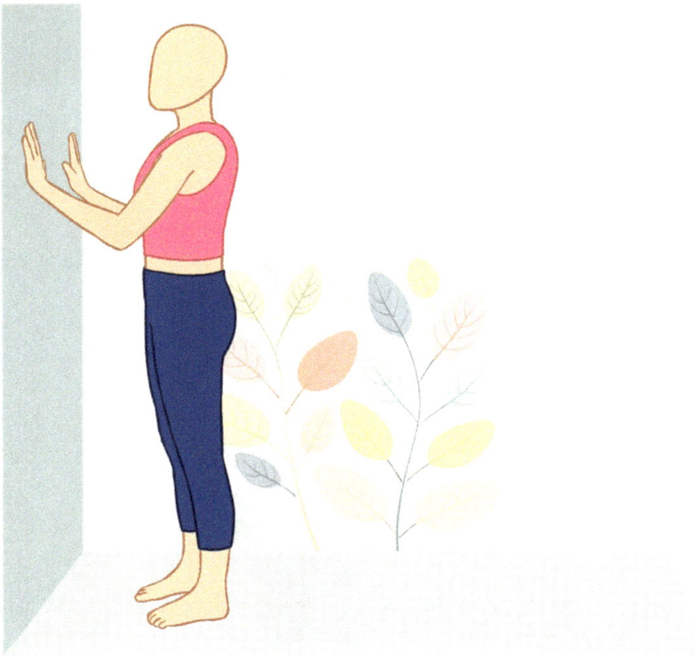

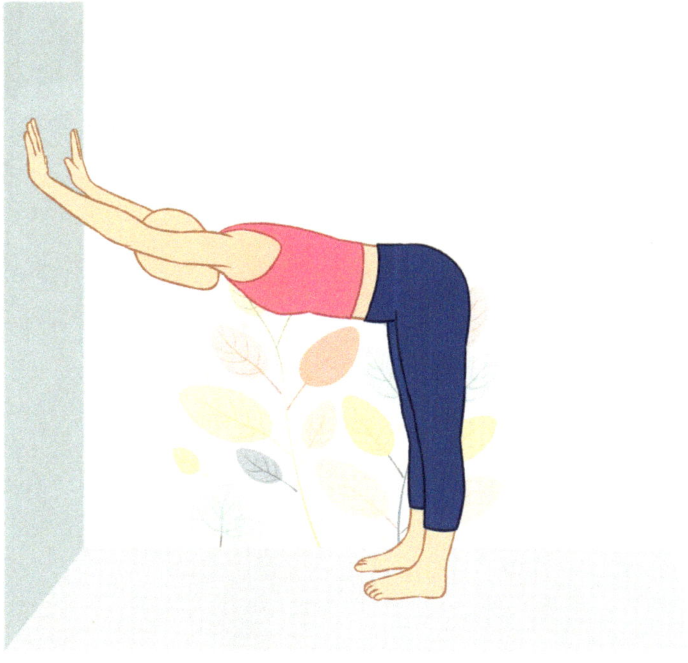

WANDDEHNUNG FÜR SCHULTERN UND NACKEN

Diese Wanddehnung ist ideal, um Verspannungen in Schultern und Nacken effektiv zu lindern, besonders nach langen Phasen des Sitzens oder der Computerarbeit. Sie kann sogar helfen, das Nachmittagstief zu überwinden und neue Energie freizusetzen.

ANLEITUNG:

1. Stelle dich mit dem Gesicht zur Wand, etwa eine Armlänge entfernt.
2. Lege deine Hände auf Brusthöhe gegen die Wand, die Finger weit gespreizt.
3. Mache einen Schritt zurück, sodass du dich leicht vorbeugst und deine Hüften direkt über deinen Fersen sind.
4. Drücke sanft gegen die Wand, um eine Dehnung im oberen Rücken, den Schultern und im Nacken zu erzeugen.

ZIEL DER ÜBUNG: Ziel ist es, Verspannungen zu lösen und die Flexibilität im Bereich des oberen Rückens sowie des Nackens zu verbessern.

EMPFEHLUNGEN: Führe diese Übung regelmäßig durch, besonders wenn du dich oft in einer sitzenden oder vorgebeugten Haltung befindest.

TIPP: Achte darauf, dass dein Rücken gerade bleibt und deine Schulterblätter sanft nach unten und zusammengezogen sind. Dies maximiert die Dehnung im Schulterbereich.

03 KINDSPOSE AN DER WAND

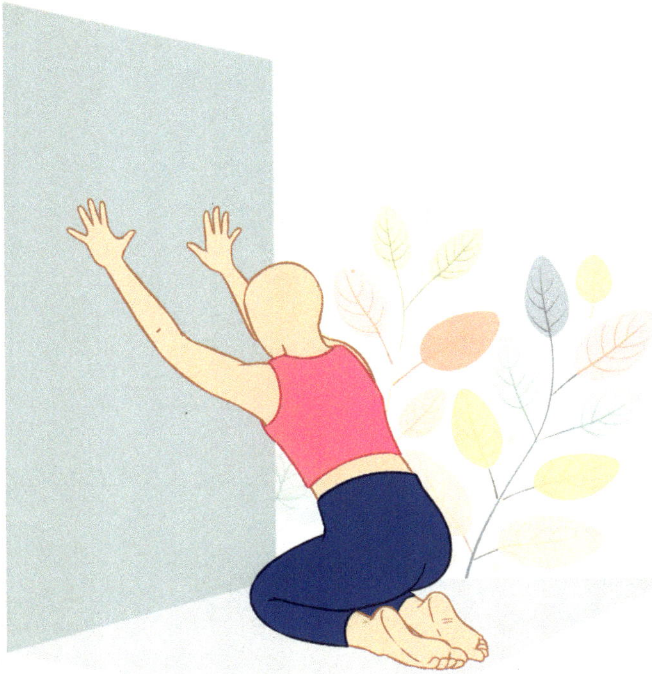

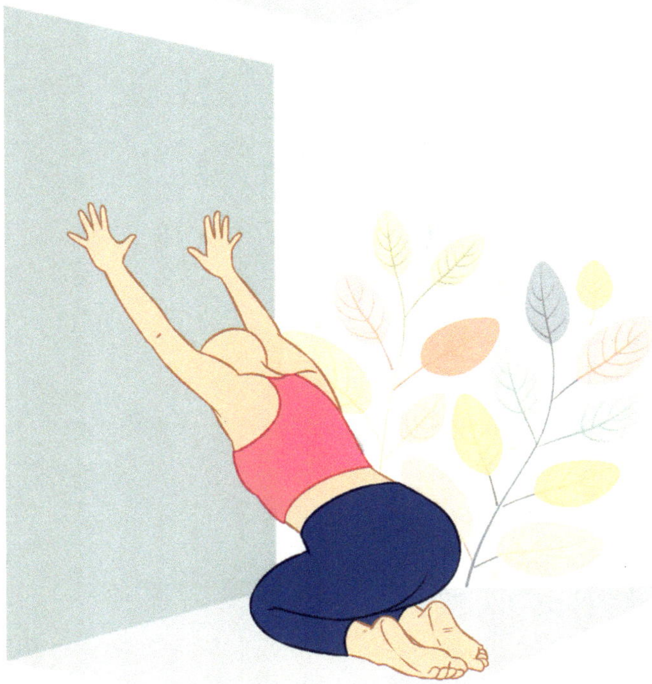

KINDSPOSE AN DER WAND

Diese abgewandelte Form der Kindspose dient dazu, die Hüften zu öffnen, die Wirbelsäule zu dehnen, die Knöchel zu entspannen, Rückenmuskeln zu lockern und Spannungen im Beckenbereich zu lösen. Zusätzlich fördert sie die Durchblutung in Kopf und Nacken, stimuliert das Verdauungssystem und kann bei der Linderung von Verstopfung hilfreich sein.

ANLEITUNG:

1. Knie dich mit etwas Abstand zur Wand hin.
2. Strecke deine Arme nach oben und lege deine Hände flach gegen die Wand.
3. Beuge dich vorsichtig vorwärts, wobei deine Schultern und Arme gegen die Wand drücken, um eine tiefe Dehnung zu erreichen.

ZIEL DER ÜBUNG:

Das Ziel dieser Übung ist es, eine tiefgreifende Entspannung und Dehnung zu erreichen, besonders nach intensiven Trainingseinheiten oder langen Phasen des Sitzens.

EMPFEHLUNGEN:

Integriere diese Dehnung am Ende deiner Trainingseinheit oder nutze sie als entspannende Pause während des Tages, um Verspannungen zu lösen.

TIPP:

Achte darauf, den Atem nicht anzuhalten. Atme tief in die Dehnung hinein, um die Entspannungswirkung zu maximieren. Schließe deine Augen und konzentriere dich auf eine beruhigende Atmung, um den Effekt zu verstärken.

04 STEHENDE VORBEUGE AN DER WAND

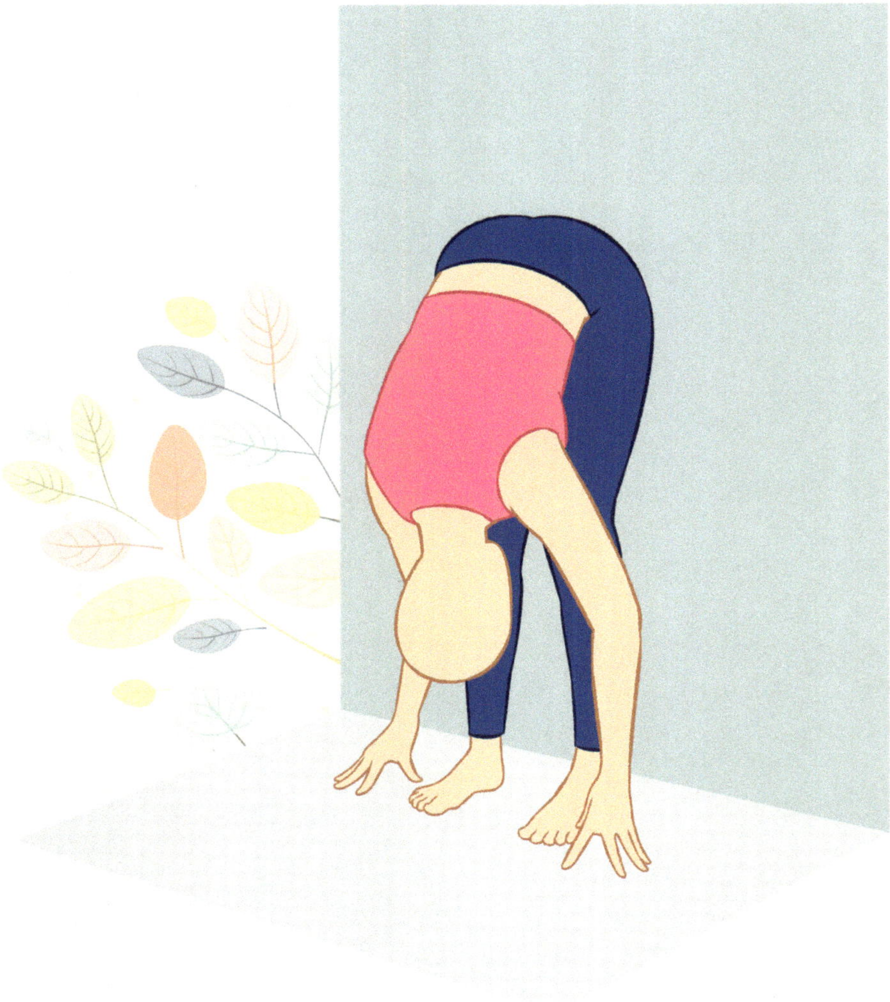

STEHENDE VORBEUGE AN DER WAND

Diese Übung bietet eine intensive Dehnung der gesamten Rückseite deines Körpers, von den Fersen bis zum Kopf. Sie wirkt beruhigend auf das Nervensystem, fördert die innere Wahrnehmung, tonisiert die inneren Organe und verbessert die Durchblutung im Beckenbereich. Zudem hat sie eine beruhigende Wirkung auf den Geist.

ANLEITUNG:

1. Stelle dich mit hüftbreit auseinanderstehenden Füßen und leicht gebeugten Knien vor die Wand.
2. Beuge dich nach vorne und lehne dabei dein Gesäß gegen die Wand.
3. Drücke die Innenseiten deiner Füße fest nach unten, während du gleichzeitig deine Sitzknochen an der Wand nach oben schiebst und versuchst, deine Beine zu strecken.
4. Um die Dehnung zu intensivieren, versuche mit deinen Fersen die Fußleiste zu berühren.

ZIEL DER ÜBUNG:

Ziel dieser Übung ist es, den Körper abzukühlen und den Geist zu beruhigen, indem sie eine tiefe Dehnung und Entspannung des gesamten Rückens ermöglicht.

EMPFEHLUNGEN:

Halte diese Position so lange, wie es angenehm und schmerzfrei möglich ist. Achte darauf, dich nicht zu überdehnen und deine Grenzen zu respektieren.

TIPP:

Achte während der Vorbeuge darauf, gleichmäßig und tief zu atmen. Stell dir vor, wie du mit jedem Ausatmen Spannungen aus deinem Körper entlässt und immer tiefer in die Dehnung eintauchst.

05 STEHENDE HAND-ZU-FUSS-POSE AN DER WAND

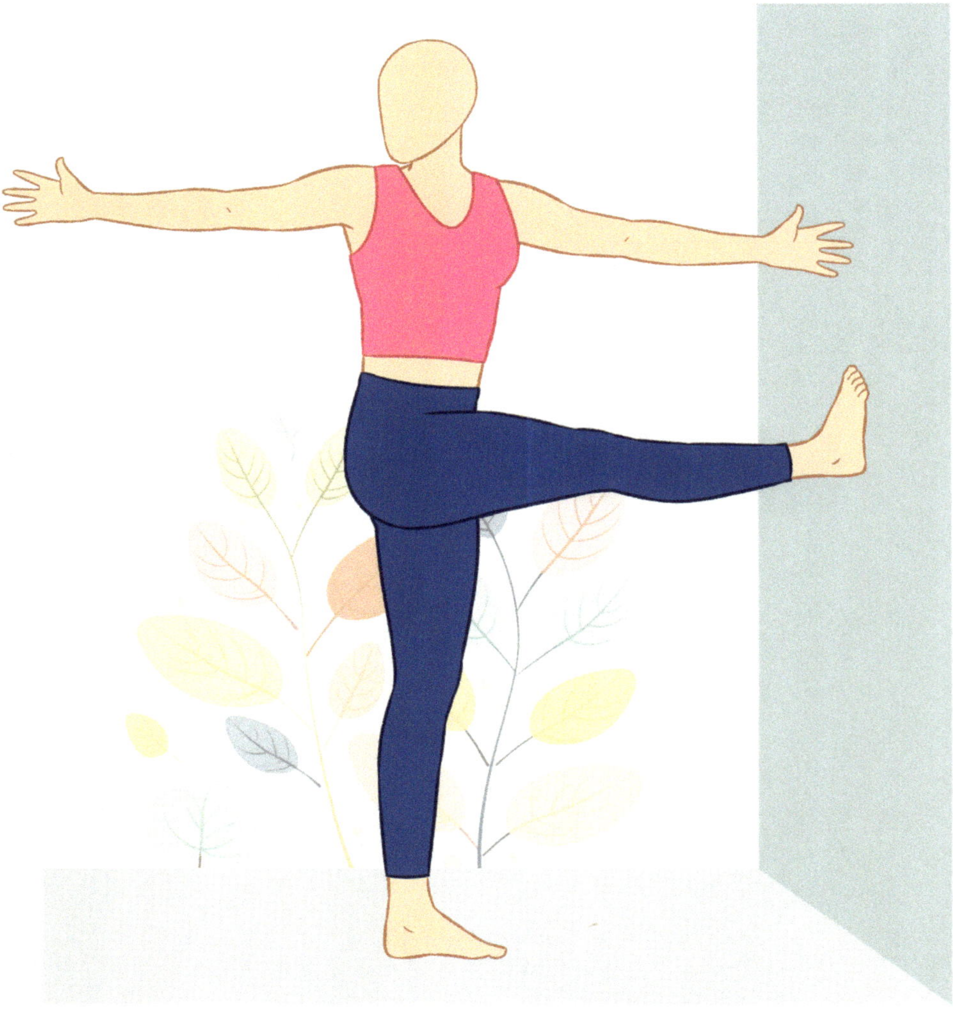

STEHENDE HAND-ZU-FUSS-POSE AN DER WAND

Diese Pose ist hervorragend geeignet, um die Muskeln, die die Hüften unterstützen, zu stärken. Dazu zählen die untere Rückenmuskulatur, Schultern, seitlichen Bauchmuskeln und der Hüftbeuger. Diese Übung verbessert die Kraft in den Hüften und trägt zu einer aufrechteren Körperhaltung bei.

ANLEITUNG:

1. Beginne aufrecht stehend mit etwas Abstand und dem Gesicht zur Wand. Deine Füße stehen hüftbreit auseinander.
2. Hebe dein rechtes Bein und setze den Fuß so hoch wie möglich gegen die Wand.
3. Drücke die Ferse aktiv gegen die Wand und strecke das Bein vollständig.
4. Strecke deine Arme über den Kopf und atme tief ein.
5. Beim Ausatmen drehe deinen Oberkörper nach rechts. Strecke dabei den rechten Arm nach hinten und den linken Arm nach vorne aus.
6. Halte diese Position für einige Atemzüge und konzentriere dich auf eine gleichmäßige Atmung und die Dehnung in deinem Körper.

ZIEL DER ÜBUNG:

Ziel dieser Übung ist es, die Seiten deines Körpers zu dehnen und die Rotation zu vertiefen, um so die Hüftmuskulatur effektiv zu stärken.

EMPFEHLUNGEN:

Führe die Übung mit jeweils 5 bis 10 Wiederholungen pro Bein durch. Achte darauf, dass die Bewegungen stabil und kontrolliert erfolgen.

TIPP:

Konzentriere dich auf das Gefühl der Stabilität und Dehnung in der Pose. Es ist wichtiger, die richtige Form und Dehnung zu erreichen, als mit den Fingern die Wand zu berühren. Nutze die Wand als Unterstützung, um die Drehung sicher und effektiv durchzuführen.

06 KÖNIG ARTHUR HALTUNG

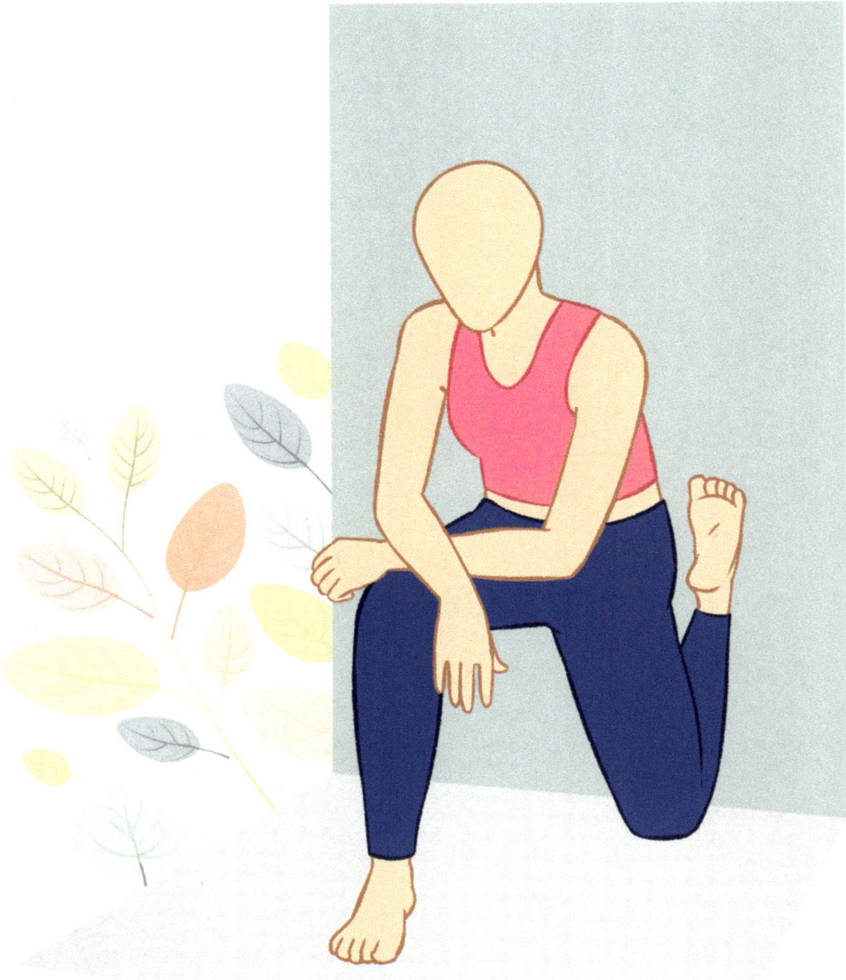

KÖNIG ARTHUR HALTUNG

Diese Pose hilft, die chronisch angespannten Hüftbeuger zu lockern. Sie ist ideal für Menschen, die viel laufen, sitzen oder stehen, und trägt zur Verbesserung der Flexibilität in den Hüften bei.

ANLEITUNG:

1. Bereite eine weiche Unterlage an der Wand vor, indem du eine Yogamatte oder eine Decke faltest.
2. Gehe auf Hände und Knie und platziere die Fußsohlen gegen die Wand hinter dir.
3. Setze dein rechtes Knie an die Basis der Wand, so dass deine rechte Fußsohle und dein Schienbein gerade nach oben zeigen.
4. Stelle deinen linken Fuß vor dir auf den Boden, sodass du in eine tiefe Ausfallschritt-Position kommst. Der linke Fuß ist flach auf dem Boden, das Knie direkt über dem Knöchel.
5. Stütze deine Hände oder Ellenbogen auf dein vorderes Knie.
6. Drücke deine Hüften sanft zurück zur Wand.
7. Für eine intensivere Dehnung, ziehe deine Taille zurück, hebe deine Brust an und lege deine Hände auf dein linkes Knie. Strecke deine Arme durch.
8. Verlängere deine Wirbelsäule und ziehe gleichzeitig dein Steißbein nach unten, während du sanft deinen unteren Bauch anhebst.

ZIEL DER ÜBUNG: Diese Übung zielt darauf ab, die Oberschenkel und Hüftbeuger zu dehnen und die Flexibilität in den Hüften zu verbessern.

EMPFEHLUNGEN: Halte die Position für einige Minuten, so lange es angenehm ist. Vermeide Schmerzen und steigere die Dauer der Pose mit der Zeit.

TIPP: Sei achtsam mit deinen Knien und gehe nur so weit in die Pose, wie es sich gut anfühlt. Nutze Hilfsmittel wie Blöcke, um die Hände zu stützen, falls nötig. Führe die Bewegungen langsam und kontrolliert aus und achte darauf, den Atem gleichmäßig fließen zu lassen.

07 KOBRA-POSE (BHUJANGASANA)

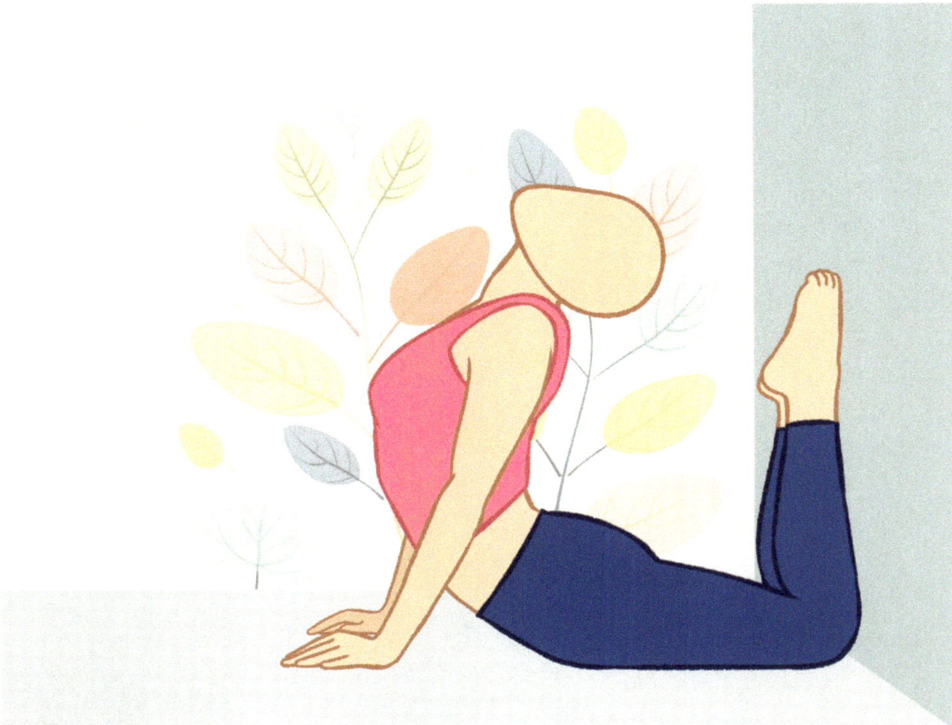

KOBRA-POSE (BHUJANGASANA)

Die Kobra-Pose, auch bekannt als Bhujangasana, ist eine wertvolle Yoga-Übung, die eine Vielzahl von Vorteilen bietet. Sie dient primär dazu, die Schulterblätter, den Nacken und das Schlüsselbein zu dehnen. Diese Pose ist besonders nützlich, um die Wirbelsäulenhaltung zu verbessern, die Flexibilität zu steigern und Rückenschmerzen zu reduzieren. Sie fördert die Durchblutung, öffnet die Lunge, stimuliert die Bauch- und Verdauungsorgane und unterstützt somit die Verdauung. Zudem hat sie eine beruhigende Wirkung auf das Nervensystem, was hilfreich bei der Reduzierung von Stress sein kann.

ANLEITUNG:

1. Startposition: Beginne in Bauchlage auf dem Boden. Positioniere deine Knie an der Wand, sodass deine Schienbeine gerade nach oben zeigen.
2. Lege deine Hände flach neben deinen Rippen auf dem Boden.
3. Drücke deine Schienbeine fest gegen die Wand und spanne deine Oberschenkel an.
4. Hebe langsam deinen Oberkörper vom Boden, indem du die Hände in den Boden drückst. Dein Becken bleibt dabei fest auf dem Boden.
5. Öffne deine Brust, indem du die Schulterblätter zusammenziehst.
6. Blickrichtung: Richte deinen Blick sanft nach oben, ohne den Nacken zu überstrecken.
7. Verweile in dieser Position für einige tiefe Atemzüge.
8. Senke deinen Oberkörper langsam zurück auf den Boden, um die Übung zu beenden.

ZIEL DER ÜBUNG:

Die Kobra-Pose zielt darauf ab, die Rückenmuskulatur zu dehnen und zu stärken, die Flexibilität der Wirbelsäule zu verbessern, die Brust zu öffnen und die Verdauungsorgane zu stimulieren. Sie ist hilfreich zur Linderung von Stress und zur Verbesserung der Körperhaltung.

EMPFEHLUNGEN:

Halte die Position für einige Atemzüge, um die volle Wirkung der Dehnung zu erleben. Beginne mit einigen Atemzügen und steigere die Dauer, wie es dir angenehm ist.

TIPP:

Achte darauf, die Bewegungen langsam und kontrolliert durchzuführen. Nutze bei Bedarf Hilfsmittel, wie ein gefaltetes Handtuch unter den Hüften, um zusätzlichen Komfort zu bieten. Versuche, während der Übung tief und gleichmäßig zu atmen, um die Entspannungswirkung zu maximieren.

08 BRUSTÖFFNER

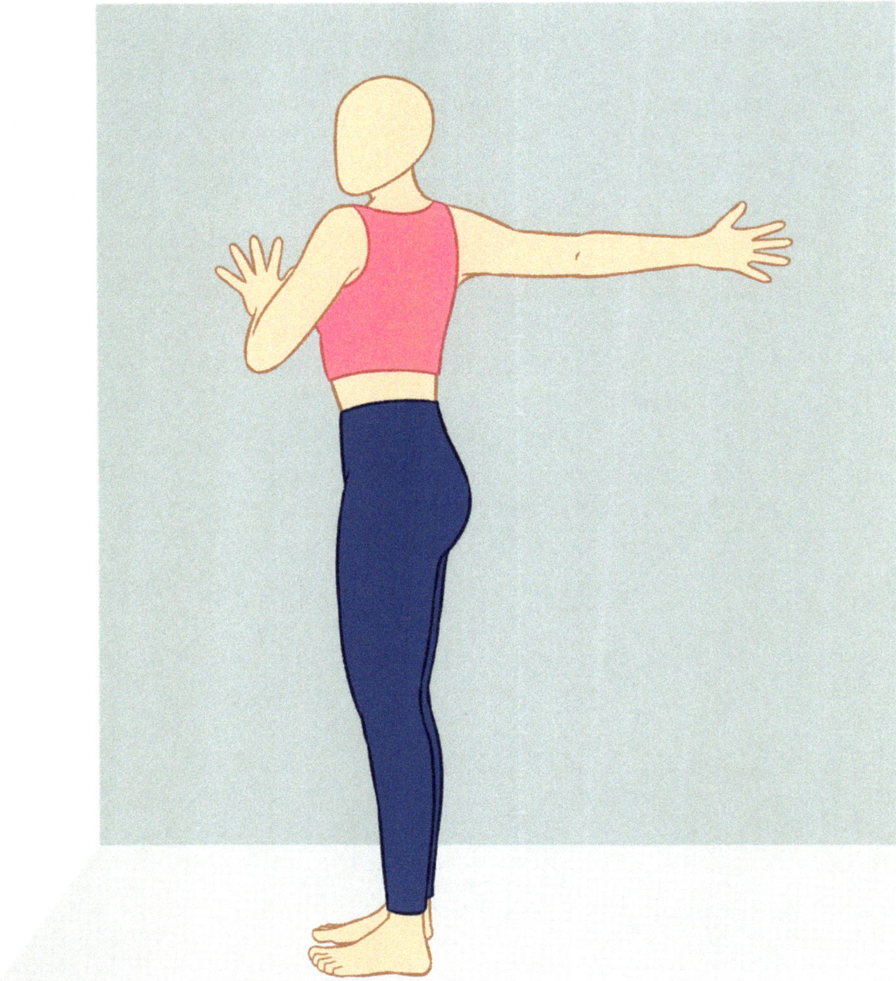

BRUSTÖFFNER

Die Übung "Brustöffner" ist darauf ausgerichtet, die vordere Körpermuskulatur zu dehnen und hilft, eine vorwärts geneigte Haltung auszugleichen. Sie fördert die Freiheit und Beweglichkeit im Brustbereich und unterstützt eine offene, gesunde Körperhaltung.

ANLEITUNG:

1. Positioniere dich seitlich zur Wand.
2. Platziere deine linke Hand auf Schulterhöhe an der Wand, sodass dein Arm nach hinten zeigt.
3. Setze deine rechte Hand ebenfalls an die Wand (vor dir).
4. Drehe deinen Kopf zur linken Hand, während du die linke Handfläche gegen die Wand drückst.
5. Drehe dich auf deinen Füßen nach links, so dass die Außenkanten deiner Füße zur Wand zeigen und parallel dazu stehen.
6. Öffne deinen Brustkorb maximal zur Raummitte hin, während die rechte Schulter und der Arm Kontakt zur Wand halten.
7. Verweile einige Atemzüge in dieser Position.
8. Löse die Drehung langsam und kehre in die Ausgangsposition zurück.
9. Wiederhole die Übung auf der anderen Seite.

ZIEL DER ÜBUNG: Die Übung zielt darauf ab, die Flexibilität und Beweglichkeit im Brustbereich zu verbessern und die Körperhaltung zu korrigieren.

EMPFEHLUNGEN: Führe diese Dehnung regelmäßig durch, insbesondere nach langen Phasen des Sitzens oder Stehens. Beginne mit wenigen Wiederholungen und steigere nach und nach die Dauer und Intensität.

TIPP: Bewege dich sanft in die Dehnung hinein und achte darauf, keine Schmerzen zu verursachen. Höre auf deinen Körper und gehe nur so weit in die Dehnung, wie es sich gut anfühlt.

09 SITZENDER WIRBELSÄULENDREHER

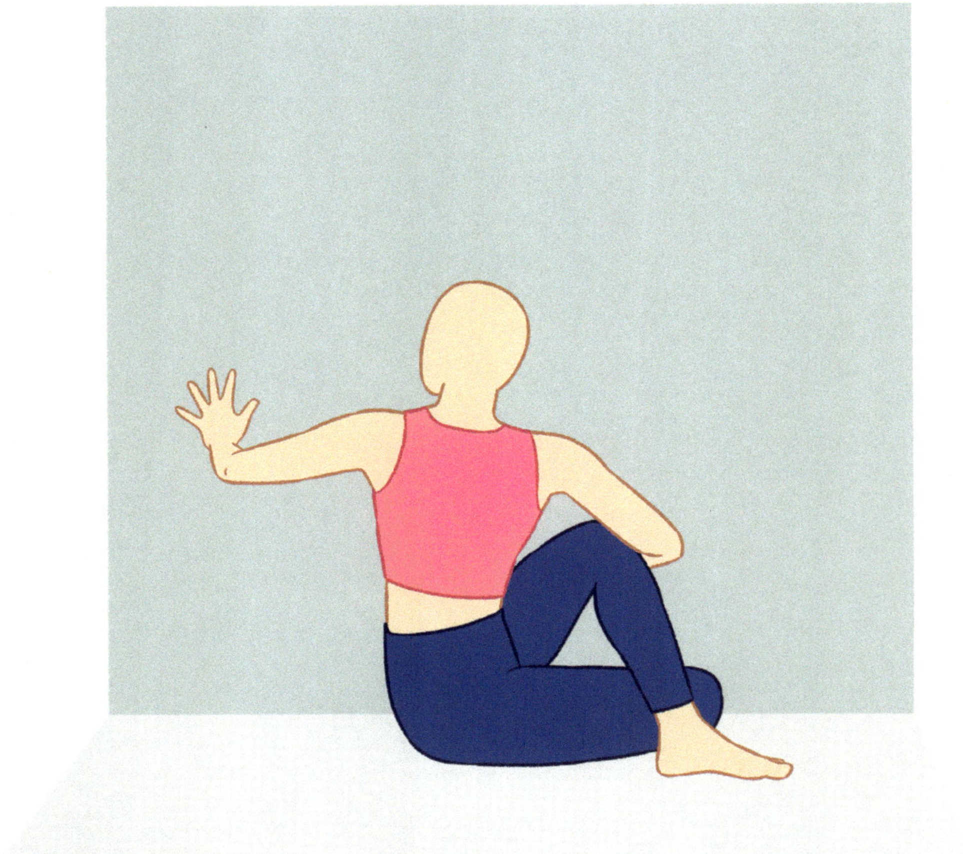

SITZENDER WIRBELSÄULENDREHER

Diese Übung steigert die Beweglichkeit der Wirbelsäule und dehnt Nacken, Brust, Schultern sowie den oberen und unteren Rücken. Sie öffnet die Hüften, trägt zu einer besseren Körperhaltung bei und kann helfen, Nacken- und Rückenschmerzen zu lindern.

ANLEITUNG:

1. Setze dich seitlich nahe an eine Wand, sodass deine linke Hüfte fast die Wand berührt.
2. Stelle dein rechtes Bein auf und lege deinen linken Knöchel über dein rechtes Knie.
3. Atme ein und strecke die Arme zur Decke.
4. Atme aus und drehe deinen Oberkörper nach links, lege deine rechte Hand auf dein angehobenes Knie und deine linke Hand an die Wand hinter dir.
5. Halte die Drehung und atme dabei tief und ruhig. Mit jeder Ausatmung kannst du versuchen, die Drehung ein kleines Stückchen zu vertiefen.
6. Löse die Drehung nach sieben Atemzügen und wiederhole die Übung auf der anderen Seite.

ZIEL DER ÜBUNG:

Verbesserung der Flexibilität und Entspannung der Wirbelsäule und Hüften sowie Unterstützung einer gesunden Körperhaltung.

EMPFEHLUNGEN:

Halte jede Seite für 7 Atemzüge und achte darauf, dass du sanft in die Drehung gehst, ohne zu überdehnen.

TIPP:

Fokussiere auf eine tiefe, gleichmäßige Atmung, um die entspannende und dehnende Wirkung der Übung zu unterstützen. Achte darauf, dass deine Bewegungen fließend und nicht ruckartig erfolgen.

10 DOPPEL-V-SCHULTERDEHNUNG

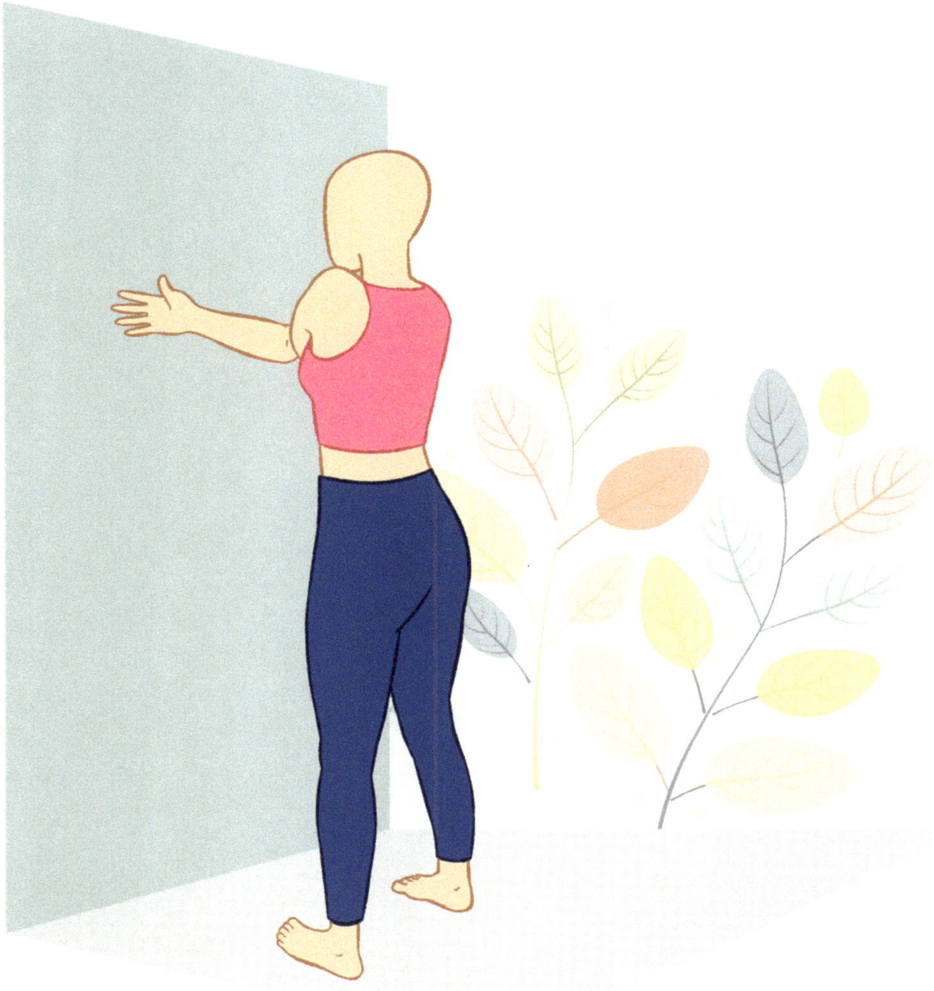

DOPPEL-V-SCHULTERDEHNUNG

Die Doppel-V-Schulterdehnung ist eine effektive Übung zur Öffnung der Brust- und Schultermuskulatur. Sie unterstützt eine tiefere Atmung und kann besonders vorteilhaft für Personen mit Asthma oder anderen Atemwegserkrankungen sein.

ANLEITUNG:

1. Stelle dich mit dem Gesicht zur Wand und platziere deine Hände auf Schulterhöhe an der Wand, wobei die Fingerspitzen zueinander zeigen.
2. "Krabbel" mit den Händen an der Wand entlang, sodass sich die Arme überkreuzen.
3. Strecke dann deine Arme seitlich aus, während du deine Handflächen von der Wand weg drehst.
4. Mache einen kleinen Schritt nach vorn, um näher an die Wand zu kommen, und spüre die Dehnung in deinem Rücken und deinen Schultern.
5. Halte diese Position für 30 Sekunden und atme dabei tief ein und aus.
6. Wechsle dann die Überkreuzung deiner Arme und wiederhole die Dehnung.

ZIEL DER ÜBUNG: Die Übung zielt darauf ab, die Schulterbeweglichkeit zu verbessern und eine gesunde Atemfunktion zu fördern.

EMPFEHLUNGEN: Führe diese Dehnung langsam und mit Bedacht aus. Achte auf eine gleichmäßige Atmung, um die Entspannung und Öffnung im Brustbereich zu maximieren.

TIPP: Achte darauf, dass du während der Übung die Schultern nicht hochziehst, um eine maximale Dehnung zu gewährleisten. Wenn du eine intensivere Dehnung möchtest, kannst du deine Füße noch näher an die Wand stellen.

5 TRAININGSPLAN FÜR ANFÄNGER

Als Anfänger solltest du dich auf Übungen konzentrieren, die in deinem Buch als "einfach" markiert sind. Wähle für jeden Trainingstag Übungen aus den angegebenen Kategorien aus, die zu dieser Schwierigkeitsstufe gehören. Diese Übungen sind so konzipiert, dass sie deine Muskeln stärken, deine Flexibilität erhöhen und dein Gleichgewicht verbessern, ohne dich zu überfordern.

Denke daran, dass es wichtig ist, mit einem Aufwärmen zu beginnen und den Trainingstag mit Dehnungsübungen abzuschließen. An Tagen der Regeneration und des Relaxens kannst du sanfte Aktivitäten wie Yoga, Spaziergänge oder leichte Stretching-Übungen durchführen, um deinem Körper Erholung zu gönnen.

Mit der Zeit, wenn du dich stärker und sicherer fühlst, kannst du beginnen, die Übungen durch anspruchsvollere Varianten zu ersetzen oder die Anzahl der Wiederholungen zu erhöhen.

Bitte beachte, dass dieser Trainingsplan eine erste Empfehlung ist und problemlos modifiziert werden kann. Du kannst die Schwierigkeit der Übungen je nach deinem Fortschritt erhöhen oder reduzieren. Es ist vollkommen in Ordnung, den Plan an deine individuellen Bedürfnisse, Fähigkeiten und Ziele anzupassen. Dein persönliches Wohlbefinden sollte immer im Mittelpunkt stehen, und es ist wichtig, dass du ein Training wählst, das dich herausfordert, ohne zu überfordern.

TAG	KATEGORIE	ANZAHL DER ÜBUNGEN
Montag	Aufwärmen	2
	Kraft	3
	Ganzkörper	2
	Stabilität und Balance	2
	Dehnung	2
Dienstag	Regeneration und Relaxen	4 – 5
Mittwoch	Aufwärmen	2
	Kraft	3
	Ganzkörper	2
	Stabilität und Balance	2
	Dehnung	2
Donnerstag	Regeneration und Relaxen	4 – 5
Freitag	Aufwärmen	2
	Kraft	3
	Ganzkörper	2
	Stabilität und Balance	2
	Dehnung	2
Wochenende	Aktive Erholung	–

Hinweise zum Plan:

- Aufwärmen: Beginne jede Trainingseinheit mit 2 Aufwärmübungen.
- Kraft, Stabilität und Balance, Ganzkörper: Wähle an jedem Trainingstag 3 Übungen für Kraft und jeweils 2 Übungen für Stabilität und Balance sowie Ganzkörper.
- Dehnung: Beende jede Trainingseinheit mit 2 Dehnungsübungen.
- Regeneration und Relaxen: An diesen Tagen wähle 4-5 leichte Übungen oder Aktivitäten, die zur Entspannung und Regeneration beitragen.
- Wochenende: Nutze das Wochenende für aktive Erholung durch leichte Aktivitäten, ohne strukturiertes Training.

Nachdem du nun mit den Übungen aus allen Kategorien des Buches vertraut bist und den Anfänger-Trainingsplan kennengelernt hast, möchte ich dich ermutigen, diesen Plan als einen flexiblen und anpassbaren Teil deiner Fitnessreise zu sehen. Ein wichtiger Aspekt beim Training ist das Erkennen deines Fortschritts. Wenn du bemerkst, dass du stärker wirst und die Übungen leichter fallen, ist es ein guter Zeitpunkt, den Plan zu erweitern und anzupassen. Du kennst bereits die Übungen mit mittleren und schweren Schwierigkeitsgraden aus dem Buch. Nutze dieses Wissen, um deinen Trainingsplan zu intensivieren.

Die Anpassung des Trainingsplans kann auf verschiedene Weisen erfolgen:

- Erhöhe die Intensität, indem du einfachere Übungen durch anspruchsvollere Varianten ersetzt,
- füge zusätzliche Übungen hinzu, um deinem Training neue Herausforderungen zu geben
- oder experimentiere mit längeren Trainingseinheiten oder erhöhe die Anzahl der Wiederholungen.

Wann solltest du deinen Plan anpassen?

Die Dauer, für die ein Anfänger-Trainingsplan befolgt werden sollte, bevor man zu anspruchsvolleren Übungen übergeht, kann variieren. Ein guter Ausgangspunkt ist es, den Trainingsplan für etwa 6 bis 8 Wochen zu befolgen. Dies gibt deinem Körper ausreichend Zeit, sich an die neuen Belastungen zu gewöhnen und eine Grundlage für Kraft, Flexibilität und Ausdauer aufzubauen. Nach diesem Zeitraum ist es wichtig, deinen eigenen Fortschritt zu bewerten. Zeichen dafür, dass du bereit für anspruchsvollere Übungen sein könntest, sind, dass du dich während und nach dem Training weniger erschöpft fühlst, die aktuellen Übungen dir leichter fallen und du mehr Wiederholungen oder längere Trainingseinheiten ohne übermäßige Anstrengung durchführen kannst. Wenn du regelmäßig trainiert hast, wirst du wahrscheinlich schneller Fortschritte machen. Höre auf deinen Körper: Wenn du dich stark und energiegeladen fühlst und keine anhaltenden Schmerzen oder Beschwerden hast, könnte das ein Zeichen sein, dass du bereit für eine Steigerung bist. Berücksichtige auch deine persönlichen Fitnessziele. Es gibt kein "One-Size-Fits-All"-Zeitfenster. Eine Anpassung sollte immer basierend auf persönlichem Wohlbefinden und Fähigkeiten erfolgen. Wenn du dir unsicher bist, kann es hilfreich sein, eine professionelle Meinung einzuholen, beispielsweise von einem Fitnesscoach oder Physiotherapeuten.

6 SCHLUSSWORT

Liebe Leserin, lieber Leser,

wir sind am Ende unserer gemeinsamen Reise durch die Welt des Wandpilates angelangt. Ich hoffe, dass dieses Buch für dich nicht nur eine Informationsquelle, sondern auch eine Inspiration war, um deinen eigenen Weg zu mehr Fitness, Gesundheit und Wohlbefinden zu beschreiten.

Erinnere dich daran, dass jede Reise mit einem einzigen Schritt beginnt. Die Übungen, Tipps und Trainingspläne, die ich mit dir geteilt habe, sind die ersten Schritte auf einem Pfad, der dich zu einem stärkeren, flexibleren und ausgeglicheneren Selbst führen kann. Wandpilates ist mehr als nur eine Trainingsmethode; es ist ein Werkzeug, um deinen Körper und Geist in Einklang zu bringen und dein volles Potenzial zu entfalten.

Ich möchte dich ermutigen, das Gelernte regelmäßig in die Praxis umzusetzen. Lass dich nicht entmutigen, wenn Fortschritte manchmal langsam erscheinen. Jeder Fortschritt, egal wie klein, ist ein Sieg. Sei geduldig mit dir selbst und feiere deine Erfolge.

Vergiss nicht, dass dein Körper dein wertvollster Besitz ist und es verdient, mit Sorgfalt und Respekt behandelt zu werden. Höre auf ihn, gib ihm, was er braucht, und er wird es dir mit gesteigerter Vitalität und Lebensfreude danken.

Zum Abschluss möchte ich dir meinen tiefsten Dank aussprechen, dass du mich auf dieser Reise begleitet hast. Ich hoffe, dass dieses Buch ein treuer Begleiter auf deinem Weg zu einem gesünderen und glücklicheren Leben sein wird.

Bleib stark, flexibel und ausgeglichen.

Herzlichst

Deine Sabrina

Impressum

Für Fragen und Anregungen:
info@dulangon-verlag.de

ISBN: 978-3-910661-27-1

Originalausgabe
Erste Auflage 2023

Redaktion: Marianne Link
Lektorat und Korrektorat: Peter Klausen
Covergestaltung: Marie-Katharina Becker,
Wolkenart, www.wolkenart.com
Satz und Layout: Danileoart, www.danileoart.com

Printed in Poland
by Amazon Fulfillment
Poland Sp. z o.o., Wrocław

39446967R00091